ÉTUDE SUR LES CONDITIONS DE PRÉSENCE OU D'ABSENCE

DE LA

DÉFORMATION CARACTÉRISTIQUE

DANS LES

FRACTURES DE L'EXTRÉMITÉ INFÉRIEURE DU RADIUS

PAR

Charles SCHMIT,
Docteur en médecine de la Faculté de Paris,
Externe des hôpitaux de Paris,
Stagiaire au Val-de-Grâce.

Avec 4 planches en lithographie.

PARIS
OCTAVE DOIN, LIBRAIRE-ÉDITEUR
2, RUE ROTROU, 2

1878

ÉTUDE SUR LES CONDITIONS DE PRÉSENCE OU D'ABSENCE

DE LA

DÉFORMATION CARACTÉRISTIQUE

DANS LES

FRACTURES DE L'EXTRÉMITÉ INFÉRIEURE DU RADIUS

PAR

Charles SCHMIT,
Docteur en médecine de la Faculté de Paris,
Externe des hôpitaux de Paris,
Stagiaire au Val-de-Grâce.

Avec 4 planches en lithographie.

PARIS
OCTAVE DOIN, LIBRAIRE-EDITEUR
2, RUE ROTROU, 2

1878

ÉTUDE SUR LES CONDITIONS

DE PRÉSENCE OU D'ABSENCE

DE LA DÉFORMATION CARACTÉRISTIQUE

DANS LES

FRACTURES DE L'EXTRÉMITÉ INFÉRIEURE DU RADIUS

Pendant les deux années que nous passâmes dans le service de M. le professeur Trélat, nous eûmes l'occasion d'observer un certain nombre de fractures de l'extrémité inférieure du radius, le plus souvent chez des femmes âgées. Le savant maître nous faisait remarquer, combien il était rare, chez ces malades, de reconnaître la déformation caractéristique de la fracture. Il s'étendit sur ce point, avec de plus amples développements, dans une leçon clinique de la fin de mars 1877. Recherchant dans les auteurs des renseignements sur ce sujet, nous ne trouvâmes aucune indication des circonstances qui déterminent ou empêchent l'apparition de ce signe important. Il nous parut intéressant de le faire : d'étayer par des observations, de préciser par des expériences, les hypothèses du maître ; nous pensons ainsi apporter au diagnostic et à la pathogénie de la lésion quelques éclaircissements utiles.

DIVISION DU SUJET.

En face d'un fait bien établi, ce que nous soupçonnons le moins, c'est l'ensemble des vicissitudes par lesquelles a dû passer l'esprit humain avant de l'adopter définitivement.

Plus que d'autres, certaines questions ont un passé plein d'obscurité, de discussions savantes et d'erreurs scientifiques.

Les exemples en sont nombreux en toutes sciences, en médecine comme en chirurgie; je n'en veux pour preuve que celle qui nous est fournie par l'historique des fractures du radius.

Chacun en reconnaît aujourd'hui la fréquence, et bien des siècles durant on en a méconnu jusqu'à l'existence. On sait leur mécanisme, leur étiologie, leur anatomie pathologique, et certes, de nos jours, Pouteau ne s'exprimerait plus comme il le faisait il y a près d'un siècle. Le traitement de cette maladie (fracture du radius) offre encore bien des découvertes à faire, et cette branche de la chirurgie est loin de son degré de perfection. (P., l. II, p. 251, O. posth.)

Ce langage tenu par celui qui vit clair le premier dans cette question si agitée, si controversée et si simple en apparence, nous étonne quelque peu maintenant que nous la connaissons presque tout entière.

C'est là d'ailleurs un sentiment bien pardonnable qui veut que devant le connu le souvenir de l'inconnu s'efface, mais il nous empêche d'assister à l'enfance des faits scientifiques, et d'y puiser sinon des renseignements décisifs, du moins des enseignements toujours utiles sur la marche de l'esprit humain dans les sciences.

Telles sont les principales raisons qui nous ont poussé à exposer d'abord l'histoire des fractures du radius. Cet aperçu historique nous l'avons fait aussi court que nous le commandaient le sujet que nous avons choisi et le désir d'y arriver le plus vite possible, mais aussi consciencieux que le réclamait d'autre part le peu de travaux présentés jusqu'à ce jour sur cette matière et aussi l'espèce d'oubli qu'on semble avoir fait des étrangers, et surtout des Anglais, dans notre question du reste si française.

Telle est la matière de la première partie de notre travail.

Dans notre deuxième partie nous exposerons le côté clinique de notre sujet.

Dans la troisième enfin, nous rechercherons la raison des résultats obtenus, et par des expériences nous nous efforcerons de reconnaître la cause des faits observés.

Mais avant de commencer cette humble tâche, qu'il nous soit permis d'exprimer publiquement notre profonde gratitude à notre maître M. le professeur Trélat pour les leçons, les conseils et les encouragements qu'il nous a prodigués, et la sympathie qu'il nous a toujours témoignée pendant les deux courtes années que nous avons passées dans son service.

Nous nous tiendrons encore pour très-heureux si ce modeste travail, qu'il a inspiré, ne servait qu'à lui prouver notre éternelle reconnaissance.

Tous nos remercîments aux éminents chirurgiens qui ont bien voulu nous venir en aide. M. Lecomte qui nous a si obligeamment développé ses idées et fourni ses observations. M. le professeur Lefort qui nous a montré tant de bienveillance, a mis si facilement à notre disposition sa bibliothèque et les résultats de son inestimable expérience.

Première Partie

HISTORIQUE.

Il est arrivé pour la fracture de l'extrémité inférieure du radius ce qui s'est produit pour bien d'autres affections chirurgicales ou médicales.

La coxalgie d'abord assez longtemps ignorée, ne fut pour les auteurs que la luxation spontanée du fémur ; plus tard on observa mieux et la symptomatologie fut faite. Enfin des expériences poussées récemment avec la plus grande habileté nous en établirent la pathogénie.

De même pour les fractures de l'extrémité inférieure du radius. Dans une première et longue époque, obscurité complète : ce sont les différentes lésions traumatiques de l'articulation voisine, c'est le diastasis, les entorses ou luxations du poignet qui captent l'attention ; c'est la période d'inobservation.

Mais l'affection est reconnue et décrite ; on s'attache surtout aux symptômes qui vont pouvoir la faire reconnaître au lit du malade : tel chirurgien préconise tel signe, tel autre chirurgien tel autre signe ; en un mot c'est le diagnostic qui intéresse et préoccupe ; c'est vers lui que tendent tous les efforts ; c'est la période clinique.

Les symptômes connus, les autopsies font rechercher les causes du lieu d'élection de la fracture.

C'est le mécanisme qu'on veut expliquer, et pour cela on use largement de l'expérience.

Cette troisième époque est notre époque contemporaine ou expérimentale.

1° Période ; période d'inobservation. — (*d'Hippocrate à Pouteau*, 1760).

La première période est la plus vaste comme temps, la plus pauvre comme travaux. Elle commence presque avec la médecine, elle finit avec Pouteau en 1760. C'est alors qu'on se laisse guider par l'analogie : des idées générales sur les luxations suppléent au défaut d'autopsies et on décrit les quatre luxations du poignet ; quant aux fractures du radius, silence presque complet.

Une mention sur leur traitement dans ce passage d'Hippocrate : « Si l'os supérieur (le rayon) est fracturé, l'os sain subjacent devient point d'appui, et une extension modérée suffit. » (H., t. III, p. 429, E. Littré.) Quelques idées empruntées à cet auteur comme par exemple les manœuvres de réduction plus faciles le septième jour, etc., c'est tout ce que fit Galien. Rien de précis dans Oribase (t. V), traduit du grec par Daremberg ; c'est certes là bien peu de lumière jetée sur la question ; c'est tout cependant pour les successeurs de ces autorités, qui vont les copier pendant des siècles.

Avicenne (1556, p. 10, caput 10) continue cette longue liste d'imitateurs. Après avoir donné le bon conseil de ne pas recouvrir complètement le bras avec l'appareil, il ne fait qu'indiquer la possibilité de la fracture du rayon près de l'extrémité articulaire.

« Positio hastellarum non est ex illis quæ occultantur « tibi : sed opportet ut non consequantur, cum longitudine « sua volam et radicem digitum, imo abrevientur, nisi neces- « sarium faciat illud propinquitas juncturæ rescetæ. »

« La fracture, dit Paré, est plus facile à guérir quand l'os du rayon seul est fracturé, parce qu'il est supporté et soutenu par l'os du coude. » Toutefois, un certain esprit de révolte contre l'autorité des anciens, se voit. dans ce précepte donné par ce chirurgien, et dont Malgaigne se croyait l'auteur « mettre les attelles, le bras étant en supination ».

Mais seul, comment s'écarter d'Hippocrate, Paré ne l'osa plus dans sa 2e édition. (Paré 1586, t. II, édit. Malgaigne.)

Ces fractures intéressent peu Fabrice de Hilden, 1667.

J.-L. Petit orne Paré, il ajoute un peu à sa description : « La fracture du radius, dit-il, est plus difficile à reconnaître que la fracture du cubitus seul. » Pour lui, malgré les attaches que prend le radius en haut et en bas au cubitus, le chevauchement des fragments est possible (1723 *Traité des maladies des os*, p. 161).

Cette opinion lui vaut une longue suite de réfutations de la part de ses successeurs.

Rien qui ait trait au sujet qui nous occupe dans Garengeot (1 vol. 1731), non plus que dans Belloste (obs. de fract., 1734, le chir. d'hôpital).

Duverney (1751, *Maladies des os*, p. 315) répète après J.-L. Petit que la fracture du radius seul est plus difficile à diagnostiquer que celle du cubitus ; il donne deux bons moyens de provoquer la crépitation, et il ajoute « que si, au contraire, après avoir tenté ces différents moyens l'os résiste, on ne doit nullement soupçonner la fracture, mais une sorte de contusion. »

On méconnaît toujours la fracture du radius et l'on tient les luxations du poignet pour fréquentes et faciles.

En Angleterre P. Pott n'est guère mieux renseigné. P. 59, il parle de la déformation plus ou moins grande, suivant que les muscles pronateurs ou supinateurs sont plus ou moins relâchés (trad. Lassus. 1771).

Toute cette époque, on le voit bien, est pleine de la confusion qui existe entre les fractures du radius à peine signalées, et les luxations dans toute leur splendeur.

Cette dernière lésion semble, pour ces temps du moins, faire plutôt notre sujet que les fractures du radius.

Résumons-la brièvement.

Hippocrate les décrit assez longuement, dans son chapitre (*De articulis*, t. I, p. 316). Il en distingue deux, celle en dedans, et celle en dehors; la première est la plus fréquente : les signes sont faciles à reconnaître ; si la luxation est en dedans, les doigts ne peuvent être fléchis ; en dehors, ils ne peuvent s'étendre.

Il parle mieux des complications de plaie avec saillies osseuses et donne le précepte de ne tenter aucune réduction, autrement le malade est voué à une mort certaine.

Galien (*Commentaire* IV, *in libro de articulis*) commente et fait mieux comprendre le père de la médecine.

Celse (liv. 8) ne fait que changer les termes en dedans par en avant et en dehors par en arrière. Ses successeurs le copient; les uns, comme Platner et Callissen, en décrivent quatre sortes. Scultet reste dans la tradition et n'en admet que deux ; mais comme on n'a pas compris le changement qu'avait introduit Celse, dans les dénominations on décrit les symptômes à contre-sens ; c'est ce que fit et professa le sage Fabrice d'Acquapendente. (V. Malgaigne, *Lux. du poignet*, *Gazette de médecine*, 1832, p. 730.)

C'est J.-L. Petit qui eut le mérite de corriger cette erreur. Duverney signale l'impossibilité des luxations latérales. Enfin B. Bell professe que la luxation en dehors ou en arrière est la plus fréquente.

C'est ainsi que, faute d'observations, pendant une longue suite de siècles, on proclama comme fréquente, une lésion de la plus extrême rareté.

2e Période clinique. — (*Pouteau*, 1760. *Goyrand*, 1832).

Ce n'est qu'en 1760 que, comme un éclaireur, devançant de bien loin tous ses contemporains et même ses successeurs, Pouteau, chirurgien de Lyon, publie son mémoire. Il entreprend de renverser les croyances établies, il montre la confusion. « Il sera question principalement, dit-il, des fractures qui arrivent après des chutes, où la main paraît avoir fait les plus grands efforts pour en parer le danger. Ces fractures sont le plus souvent prises pour des entorses, pour des luxations incomplètes, pour un écartement du cubitus et du radius à leur jonction avec le poignet » (t. II, p. 252, O. posth.). Seul contre tous, sachant bien qu'il a à lutter contre la tradition, il ne se laisse pas intimider. « Mais, ajoute-t-il plus loin, la déviation du poignet en dehors, lorsqu'il y a fracture du radius, et en dedans, quand le cubitus est cassé, n'a-t-elle pas imposé, en les faisant prendre pour des luxations incomplètes. N'a-t-on pas pris pour le diastasis et l'écartement des os, la saillie des deux apophyses styloïdes avec la plus grande longueur du poignet, suite ordinaire de la fracture. »

Rien de saillant ne lui a échappé. La déformation, il en parle, sans la décrire, il est vrai, dans ce passage : « il n'est peut-être pas de lésion plus facile à reconnaître au simple coup d'œil. » La déviation en dehors de la main, qu'il rapporte malheureusement à l'élongation du radius, est néanmoins signalée par lui. Jusqu'à la cause de la fracture qu'il décrit en ces termes imaginés : « C'est une de ces chutes aussi lourde qu'imprévue qui oblige la main à être sur la défensive et à soutenir le poids du corps. » Je ne sache pas enfin de mot plus heureux que celui qu'il emploie en voulant expliquer l'anatomie de l'affection : « Il n'y a point de déplacement, mais un simple écartement dans la concavité du ceintre pareil à celui que les architectes appellent *lézarde*. »

C'est bien peu de chose qui manque à ce tableau clinique ; et si nous multiplions les citations, c'est qu'il nous semble qu'on a rapporté beaucoup trop à Dupuytren du mérite de Pouteau.

Le seul tort de Pouteau, c'est de penser que la simple action d'un muscle faible comme le carré pronateur, suffisait pour produire ces lésions.

La route était tracée ; il semble que le remarquable mémoire du chirurgien de Lyon devait éveiller l'attention des chirurgiens sur ce sujet.

Mais l'on compte sur l'autorité d'Hippocrate : respectée pendant tant de siècles, elle devait encore subjuguer bien des esprits.

Dans le demi-siècle qui va suivre, malgré les grands noms qu'il nous faudra rappeler, c'est à peine si nous avons à citer une ou deux observations de fractures de l'extrémité inférieure du radius.

De La Motte dans son Traité complet de chirurgie (t. II, 1771, p. 480) ne donne qu'une observation de fracture du corps du radius.

Ravaton essaie de mépriser le mémoire de Pouteau en se moquant de la théorie musculaire : «Le muscle carré, dit-il, pour l'usage duquel un auteur moderne a fait longue dissertation qui n'ajoute rien à l'art de réduire ou de contenir la fracture... » Bien entendu, il passe sous silence ce qu'il y de bon dans ce mémoire. Hevin 1785, professeur royal de chirurgie, ne signale que des fractures du corps du rayon (t. I, p. 841).

En 1790 seulement, dans le journal de Desault (t. III, p. 142), paraît une observation, recueillie par Hernu, de fracture de l'extrémité inférieure du radius, observation assez caractéristique à la vérité, que nous citons plus loin, mais faite sans commentaire et sans qu'on ait songé un seul instant à prononcer le nom de Pouteau.

Après cette légère éclaircie nous retombons dans l'obscurité. Grâce à Richerand et à Boyer (1803, *Maladies des os*, p.162) nous voilà revenus aux luxations du poignet; ils semblent ignorer la fracture de l'extrémité inférieure du radius.

« Le radius, disent-ils, pressé entre deux forces, la main qui reçoit l'effort, et l'humérus qui le transmet, se brise plus ou moins près de sa partie moyenne. »

A 18 ans de là, dans son article du *Dict. des sciences médicales* (t. II, p. 25), Boyer répète, à peu de chose près, ce qu'il avait dit avec Richerand : « Ces fractures peuvent dépendre de causes immédiates comme chute ou coups sur l'avant-bras, ou de causes médiates sur la paume de la main, dans ce dernier cas, dit-il, *la fracture a lieu vers le milieu de l'os.* » Grave erreur écrite en 1820. Il connaît peu Pouteau et semble à peine constater la possibilité rare de confondre la luxation et la fracture.

Tant d'erreurs ne pouvaient être plus longtemps commises, et cela par des hommes aussi éminents.

A la clinique revint la gloire de ramener la science de la fausse voie où elle était engagée. A un clinicien revient tout l'honneur d'avoir posé la question sur son véritable terrain, d'avoir dissipé tant d'obscurités, d'avoir été, en cette occasion le digne successeur de Pouteau en le prouvant. J'ai nommé Dupuytren.

La vérité une foie sortie d'une telle bouche ne devait plus être obsurcie : mais contredite, elle le fut. Ce n'est jamais sans lutte qu'on accepte le vrai : il y a là une fausse honte à se livrer tout de suite à l'évidence.

On connaît ces duels scientifiques et passionnés que soutint au lit du malade le grand clinicien, avec des chirurgiens comme Pelletan et Marjolin.

Un homme fait une chute, entre à l'hôpital avec la main en dos de fourchette. Marjolin diagnostique une luxation du poignet, Dupuytren une fracture du radius. Le malade meurt d'une affection intercurrente. L'autopsie est faite en présence des deux champions.

Jusqu'au dernier moment Marjolin est triomphant ; le dernier coup de scalpel donne la victoire à Dupuytren.

La discussion continua avec Pelletan. Delpech, Samuel Cooper, Monteggia, etc., partagaient l'avis de Marjolin.

C'est en 1820 que Dupuytren acheva de montrer toute la vérité. Il établit définitivement la non-existence de la luxation du poignet, qu'il n'avait jamais vue, et la fréquence de la fracture qui formait un cinquième des cas de sa pratique. Il compléta le tableau clinique en insistant sur le coup de hache radial analogue à celui qu'il avait décrit pour le péroné : et sur la déviation de la main en dehors qu'il cherche à combattre par son attelle cubitale.

Pour lui, le siége de la fracture se trouve à un pouce ou un demi-pouce de l'interligne articulaire. Quelquefois le fragment inférieur éclate en plusieurs morceaux, se portant en arrière et le supérieur en avant, la déformation simule celle d'une luxation.

La vraie cause est une chute sur la paume, ce n'est que dans les 3/11 des cas que la fracture est causée par une chute sur le dos de la main. Il reconnaît l'arrachement épiphysaire chez les jeunes gens, et après avoir cité 10 observations il arrive au mécanisme, mais il ne l'aborde que légèrement ; il s'efforce d'expliquer comment c'est le radius qui se brise, puisqu'il est le manubrium manus, c'est-à-dire la partie la plus volumineuse de l'avant-bras s'articulant avec les os du carpe. L'os étant très-mou à sa partie inférieure, il fallait que ce tissu cédât, vu l'impossibilité d'une luxation, en face de la résistance que lui opposaient les muscles fléchisseurs des doigts.

A la même époque, Paletta en Italie, écrivait ce passage : « Suspicari liceat, manum e loco penitus promoveri non « posse ut diceas cubitum quasi ad id intentum esse ne « manus e suo situ excidat, 1820. » (*Exercitationes anatomicæ*, p. 87, *Mediolani.*)

Telle est la période clinique : Un grand homme la commence, un grand homme la termine. Entre eux, 60 années de retour aux anciens errements : le premier découvre la vérité au milieu de l'erreur ; l'autre la proclame et la prouve. En cette question si controversée, Pouteau fut l'apôtre et Dupuytren fut le champion de la vérité.

3° Periode expérimentale.

Chaque jour la lumière se fait plus vive, chaque jour on sent un besoin plus vif et plus impérieux de rompre avec la tradition, de secouer le joug de l'autorité.

En face d'un passé plein d'obscurité, on a soif d'un avenir plein de lumière. La luxation du poignet, autrefois si fréquente et si en honneur, devient une rareté et ne compte plus de partisans.

C'est M. Bouchet qui, dans sa thèse de 1834, déclare (p. 12) que sur les deux avant-bras de 20 cadavres ses essais d'obtenir, par la flexion ou l'extension, des luxations du poignet sont restés infructueux, et ne lui ont donné que des exemples de fractures du radius.

C'est Malgaigne surtout qui, dans plusieurs publications de la *Gazette de médecine* de 1832, démontre qu'aucun fait ne prouve l'existence de la luxation du poignet et ajoute : « Dans ce chaos d'autorités, les opinions sont nombreuses et les faits rares ; dans cette foule d'auteurs qui paraissent si sûrs de ce qu'ils enseignent, pas une seule observation qui fasse preuve. Les journaux et les collections scientifiques, si riches quelquefois sur des sujets peu importants, sont à cet égard d'une pauvreté désespérante. » Après quoi, il réfute les trois seuls cas connus de Ravaton, Thomassin et Cruveilhier.

C'est enfin Rognetta qui, deux ans après, quoique avec

un ton moins ironique et moins tranchant, arrive aux mêmes conclusions dans ses considérations sur quelques points en litige concernant les luxations et fractures des os de l'avant-bras (p. 524, t. V des *Archives de médecine*, 1834); il termine en donnant quelques bonnes remarques sur les fractures du radius chez les enfants, sur la réduction des cals vicieux.

Goyrand commence véritablement la période expérimentale. Le chirurgien d'Aix ne tient pas la description de Dupuytren pour complète ; il se plaint que les auteurs des leçons orales ont fait passer, sans daigner le citer, une bonne partie de son mémoire par la bouche du maître. Pour lui, 19/20 le trait de fracture se dirige du haut en bas et d'arrière en avant. Pour lui, trois sortes de fractures : 1° l'une rare dont le déplacement suivant l'épaisseur se produit sous l'action de la force qui persiste encore après la solution de continuité de l'os, amène l'ascension et le chevauchement du fragment carpien en arrière ; 2° une fracture rare aussi dans laquelle le fragment inférieur offrait, comme Dupuytren l'avait déjà dit, la disposition étoilée ; 3° enfin, une fracture commune dans laquelle le deplacement suivant la direction était produit par la déviation de l'os ; dans cette fracture le fragment inférieur est ainsi dévié en arrière, mais il insiste sur ce fait, que la main retenue par le ligament latéral interne et le ligament triangulaire, ne suit pas le fragment inférieur ; qu'elle est le plus souvent attirée en dedans, contrairement à l'opinion de Dupuytren ; que cette inclinaison enfin n'avait lieu que lorsque ce ligament latéral interne était déchiré (p. 664, *Gaz. médicale*, 1832).

Diday, quatre ans après, revient sur le mécanisme de la fracture. Il cherche à y apporter une précision mathématique, il explique l'obliquité de la fracture par une décomposition en deux forces de l'action du poids du corps sur le radius incliné à angle aigu sur le sol. D'après la loi du parallélogramme, l'une de ces forces est parallèle au sol et se trouve ainsi annulée, l'autre est perpendiculaire, et c'est par elle que passerait sur le radius le trait de la fracture ; l'inverse se produirait quand la chute aurait lieu sur le dos de la main.

Plus loin, il insiste sur le raccourcissement du radius qu'il estime de 3 à 5 lignes ; c'est par ce raccourcissement que les surfaces de l'articulation radio-cubitale inférieure perdent leurs rapports, c'est de lui que va naître la gêne des mouvements (surtout pronation et supination), d'où la nécessité d'une traction constante sur le fragment inférieur, ou tout au moins d'une sérieuse réduction. Suivant lui, l'abduction n'existe pas ; on s'est laissé tromper par la légère translation en dehors de la main qui, naturellement portée un peu en dedans, se trouve alors juste sur le prolongement de l'os radial (Diday, p. 153, *Archives de médecine*, 1837).

A la même époque, Velpeau professait dans ses clinique l'inutilité des appareils; la guérison plus prompte sans l'im mobilisation de la main, sans la compression du bandage. La déformation elle-même, disait-il, *quand elle existe*, n'empêche pas le retour rapide des mouvements physiologiques de l'articulation. Plus tard, en 1842, dans son article du *Dictionnaire de médecine* (t. 25), c'est le diagnostic surtout qui le préoccupe. Deux signes nouveaux sont chargés de prémunir le praticien contre toute erreur, la déformation de l'avant-bras qu'il compare heureusement à un Z, et le soulèvement des tendons radiaux tendus comme des cordes à violon sous l'effort du fragment inférieur qui, basculant en arrière, fait l'office de chevalet. Le trait de fracture est pour lui transversal et non oblique comme le prétendaient Goyrand et Diday.

C'est la même année que parut en 1842 l'important mémoire de Voillemier, dont la doctrine fut généralement acceptée et règne presque sans conteste jusqu'en 1861. D'abord, en déclarant le trait de la fracture toujours transversal, en montrant que dans les chutes sur le dos de main, les signes cliniques ne révélaient nullement un trait de fracture oblique de haut en bas et d'avant en arrière, il renversait les théories de Goyrand et de Diday ; erreurs, prétendait-il, dues à ce que ces chirurgiens consultaient peu l'anatomie pathologique. Puis, examinant le radius, mettant en contraste le corps cylindrique entièrement constitué par du tissu opaque, et l'extrémité inférieure cubique formée tout entière de tissus aréolaire à peine recouvert par une mince feuille de tissu compacte, il fait voir que, dans la majorité des cas, la fracture a lieu par la pénétration de ce cylindre dans le cube celluleux. Il distingue trois cas de déplacements: le premier cas se produit quand la force agit perpendiculairement, le fragment supérieur descend tout entier dans l'inférieur en l'écrasant, si la descente continue le fragment carpien finit par éclater. Dans le second, beaucoup plus fréquent, l'action est oblique ; le rebord postérieur de la surface articulaire descendant plus bas que l'antérieur, c'est en arrière que dans une chute s'exerce surtout la pression ; par suite, il y a en même temps rupture de la lame postérieure de l'os, translation en arrière du fragment carpien et pénétration des fragments, toujours à la partie postérieure, la plus comprimée suivant lui. Cette pénétration réciproque peut avoir lieu aussi latéralement, car, par le même mécanisme que précédemment, l'apophyse styloïde descendant très-bas, supportant tout le poids de la chute, détermine, à la partie externe, la pénétration du fragment carpien dans le supérieur. C'est sur ces deux points principaux qu'il se fonde pour expliquer le déplacement en arrière et en dehors du fragment inférieur, la théorie de Goyrand étant impossible à comprendre puisqu'il n'y a pas d'espace inter-osseux qui permette la déviation vers le cubitus du fragment carpien. C'est dans cet enclavement des fragments qu'il trouve la raison de l'absence de crépitation, de mobilité anormale que la clinique a observée. Du reste, malgré l'assertion de Diday, il a toujours vu la confirmation de sa théorie sur le cadavre, et une coupe antéro-postérieure d'un radius anciennement fracturé montrera toujours au milieu du tissu spongieux, une ligne de tissu compacte, mince, se continuant avec la lame de la face postérieure de l'os, trace évidente, à son avis, vestige irrécusable d'une pénétration ancienne. Il admet en troisième lieu le mécanisme de l'arrachement pour le décollement de l'épiphyse chez les adolescents.

Il conclut même que dans quelques cas seulement, chez l'adulte, la fracture se produit de cette manière.

Nélaton, dans sa Pathologie (1844, t. I, page 741), adopte et formule le premier en termes clairs, en arguments précis, la théorie à laquelle se rattachaient tous les auteurs à savoir : le radius pris entre deux forces, la puissance, c'est-à-dire le poids du corps augmenté de la vitesse de chute transmise par l'humérus au radius, et la résistance fournie par le sol, se brise au niveau de son point le plus faible. Il précise les points d'application de ces deux forces à l'os ; il s'attache à démontrer que le radius appuie sur une voûte formée par les os du carpe, et dont les colonnes de résistance seraient représentées par le pisiforme à la partie interne, le scaphoïde et le trapèze à la partie externe ; le grand os et l'os crochu en formeraient le ceintre. C'était un grand progrès car, auparavant, les auteurs n'étaient pas fixés, ils parlaient de chute sur la paume, sur le talon de la main, sur les éminences thénar ou hypothénar : leur embarras sur ce point était visible. Nélaton adopte aussi la théorie de Woillemier, avec cette légère modification que la pénétration réciproque est bien rare, que seul le fragment brachial pénètre en écrasant le fragment carpien, en arrière seulement. Le trait de la fracture est pour lui généralement transversal, la chute sur le dos de la main très-rare, et l'abduction fréquente.

Bonnet, de Lyon, en 1845, dans son livre sur les maladies des articulations, t. II, page 617-618 et suivantes, n'omet pas de se livrer à des expériences sur les mouvements de l'articulation radio-carpienne, et des fractures expérimentales que l'on produit sur l'extrémité du radius par l'extension forcée.

C'est ainsi qu'il note dans ses expériences des ruptures de l'aponévrose antibrachiale, ruptures tendineuses, et presque toujours au-dessous, excepté chez les enfants, une fracture du radius la plupart du temps sans déplacement; une fois seulement, sur huit cas, la déformation fut apparente avec tous les autres signes de la fracture. Quant au mouvement de flexion, il ne lui donna que des résultats négatifs; jamais de fracture. La dissection des poignets lui montra seulement des ruptures aponévrotiques, tendineuses; des fractures des os du carpe : grand os et trapèze ou des métacarpiens. La conclusion était facile à tirer : c'était dans l'extension forcée que se produisait la lésion; aussi en 1850, par son élève Philippeaux (*Bulletin général de thérapeutique*), couronna-t-il ces données expérimentales, en préconisant, pour le traitement de cette affection, l'immobilisation dans l'attitude inverse à celle qui a produit la solution osseuse, c'est-à-dire dans la flexion.

Bien que ces expériences fussent contraires à la théorie de la pénétration, Bonnet n'avait pas parlé de Voillemier; mais en 1846 une voix s'éleva décidément contre elle : c'est celle de Jarjavay. Ce mécanisme, prétend-il, dans sa thèse inaugurale, ne peut intervenir que dans une chute où l'avant-bras est perpendiculaire au sol, circonstance assez rare. Du reste, en examinant sur une coupe la fracture consolidée, comme le fait Voillemier, on est trompé par ce fait que le périoste, très-épais en arrière, ne se déchire pas, et entre cette membrane et les deux fragments il existe un espace qui va bientôt se combler, dans lequel se développera des tissus osseux nouveaux et spongieux. Par cela même, le tissu compacte de la lame postérieure du fragment supérieur va se trouver enveloppé de tissus spongieux, et fera croire à l'observateur qu'il y a bien eu pénétration. Après cette critique, aussi ingénieuse que juste, il émet une théorie qui n'est plus à l'abri de tous reproches. Il pense que le radius se brise, parce que le choc qu'il reçoit tend à augmenter outre mesure ses courbures latérale et postérieure.

Un an après Malgaigne, dont nous avons déjà cité le mémoire sur les luxations du poignet, résume dans son *Traité des fractures et luxations*, t. I, p. 604, les diverses théories qui ont été émises et admet les trois principales : celle de l'inflexion de Nélaton, celle de la pénétration de Voillemier, et enfin la troisième à laquelle il accorde une importance dont elle n'a pas joui encore, celle de l'arrachement : « Enfin, il est des cas plus nombreux encore qu'on ne serait tenté de le croire, où le poignet ne touche pas le sol directement, et où l'os se brise, non point par la pression en sens inverse des deux forces dont nous avons parlé, mais par une flexion exagérée de la main en avant ou en arrière, l'extrémité inférieure du radius en suivant le mouvement en est en quelque sorte arrachée. » Il est dans le vrai. Cependant, les expériences de Bonnet, publiées deux ans auparavant, auraient pu lui faire rectifier l'erreur où il tombe quand il avance que la flexion peut produire la fracture.

En 1851, M. Verneuil, à propos d'une fracture du radius présentée à la Société anatomique, expose le résultat de ses recherches expérimentales sur les conditions qui produisent les déviations de la main et surtout de l'abduction ; il est amené à penser que cette déviation ne peut s'effectuer qu'après la rupture du cartilage triangulaire ou l'arrachement de l'apophyse styloïde du cubitus (*Bulletin de la Société anatomique*, 1851, p. 265).

Avec Foucher, en 1852, prend naissance une nouvelle théorie voisine de celle de l'arrachement. Ce chirurgien interprète ainsi les déplacements des fractures qu'il présente un grand nombre de fois à la Société anatomique (*Bulletin de la Société anatomique*, 1852, p. 189, 454, 619, et, en 1864, 236, 268, 335). Selon lui, la pénétration peut exister, mais ce n'est pas le « fait capital, le caractère pathognomonique. » « La partie antérieure de l'extrémité inférieure du fragment carpien est violemment tiraillée et cède comme par un arrachement, l'extrémté inférieure alors se courbe tout entière en arrière par un mouvement de bascule. » Ce déplacement en arrière lui explique le raccourcist sement du radius, l'ascension de l'apophyse styloïde, et aussi l'élargissement transversal du poignet; les deux facettes de l'articulation radio-cubitale inférieure ne se correspondent plus qu'imparfaitement et déterminent l'écartement des deux os. Cet élargissement du diamètre transversal lui explique la rupture si fréquente du ligament triangulaire, et le muscle cubital, tiraillé par cet écartement, se contracte et attire la main en dedans. Cette théorie, si voisine de la vérité, n'était que le prélude de la doctrine de l'arrachement.

Il nous faut encore citer auparavant l'idée aussi ingénieuse que paradoxale soutenue par M. Lopez dans sa thèse inaugurale de 1860. Pour cet auteur, le ligament interosseux joue le principal rôle dans le mécanisme de la fracture ; son siége constant à l'extrémité inférieure de l'os n'est dû qu'à l'absence, en ce point, de ce ligament interosseux, qui fait l'office d'attelle et renforce l'os dans toute sa partie supérieure. M. Lecomte s'est chargé de la réfutation de cette thèse. Mais M. Lopez n'en a pas moins le mérite d'établir par ses expériences plusieurs points que nous confirmons et complétons plus loin, à savoir : la partie la plus faible du radius n'est pas à son extrémité inférieure, mais bien dans sa partie moyenne : par le mouvement de flexion forcée on n'obtient pas de fracture ; enfin, chez l'adolescent, c'est l'épiphyse qui se décolle.

Nous arrivons enfin à l'important mémoire de M. Lecomte, qui a donné à la doctrine de l'arrachement une base si ferme, une extension si grande, qu'il se l'est pour ainsi dire faite sienne et en quelque sorte appropriée.

Il passe en revue toutes les théories antérieures et les réfute successivement. S'occupant peu de la théorie musculaire de Pouteau et de Dupuytren, qui ne sont pas soutenables, il montre que la base de toutes les explications données, la source de toutes les théories émises sur cette fractures, est la doctrine qu'il appelle « doctrine de la transmission directe du choc, » c'est-à-dire que le radius est pris entre deux forces, l'une la résistance venant du sol, l'autre le poids du corps transmis par l'humérus.

Il combat ce point fondamental en démontrant qu'on s'était trompé sur les deux points précis d'application des forces ; qu'à la partie supérieure, la capsule radiale et le condyle huméral ne sont en contact parfait que pendant la flexion, et se trouvent ainsi mal disposés pour favoriser la transmission de la force de l'un à l'autre ; qu'à la partie inférieure, ces points d'application de la résistance sont placés, non sur le radius, mais en avant de lui. Une expérience bien simple le prouve ; marquez à l'encre sur votre main la saillie du pisiforme ou celle du trapèze : placez votre main dans l'extension sur une feuille de papier blanc : jamais la marque du pisiforme ne se reproduira. Ceci démontre clairement que ces colonnes de sustentation de l'avant-bras, qu'avait décrites Nélaton, ne portent pas sur le sol. A cette théorie il oppose le mécanisme de l'arrachement qu'il adopte définitivement. Qu'on me permette de m'y arrêter un instant. C'est dans l'extension forcée, et non dans la flexion, que toute fracture du radius se produit : jamais, il n'y a rupture du ligament radio-carpien antérieur, agent de l'arrachement ; mais toujours fracture de l'os qui cède sous la traction. Comme preuve, coupez le ligament, et la fracture ne se reproduira pas. Cette simple expérience réfute victorieusemeut la théorie de M. Lopez, et démontre bien le rôle accessoire du ligament interosseux. Il est de toute évidence, que ce n'est point par lui seul que se transmet au radius le choc reçu par le cubitus, mais aussi par les muscles et les tissus périphériques.

M. Lecomte revient ensuite à l'hypothèse de la pénétration déjà fortement ébranlée par les expériences qui combattent les théories de transmission du choc, et démontre qu'elle n'est pas aussi fréquente qu'on le croit. D'abord, sur les fractures anciennes, on pouvait être trompé par la production d'un tissu nouveau, entre le périoste en arrière, et la lame postérieure du radius en avant, comme l'avait déjà indiqué Jarjavay dans sa thèse citée plus haut : l'erreur était d'autant plus facile, que dans les fractures récentes on pouvait aussi s'être trompé sur quelques-unes des formes qu'affectent les fragments et croire ainsi à une pénétration imaginaire.

C'est alors que ramenant ces formes à deux types principaux (1), conchoïde simple et conchoïde alterne, il fait voir clairement, que ces différentes sortes d'emboîtement réciproques des fragments, n'ont rien à faire avec la pénétration. En dernier lieu, si celle-ci existe, elle n'est jamais

(1) NOTA. Ce sont deux formes de fracture dans lesquelles les fragments s'emboîtent réciproquement : dans la première ou simple, la surface convexe du fragment supérieur est reçue dans la surface concave du fragment carpien ; dans la deuxième, le fragment carpien est alternativement convexe et concave, et le fragment brachial concave et convexe.

qu'accessoire, puisqu'elle n'est que secondaire, c'est-à-dire postérieure à l'arrachement.

Depuis 1861, cette doctrine s'est répandue de plus en plus et a vu grossir chaque jour le nombre de ses partisans.

La plupart des chirurgiens s'y sont ralliés d'un commun accord, et M. Tillaux, par exemple, l'adopte à l'exclusion de tout autre. — « Comment expliquer, dit-il dans son *Anatomie topographique*, p. 606, par ces autres mécanismes qui ont été invoqués, la constance du siége de la fracture, la direction transversale, l'écartement des deux fragments en avant, leur pénétration en arrière, pénétration en rapport avec le degré d'extension, pouvant aller jusqu'à faire éclater le fragment inférieur; enfin, comment expliquer autrement l'arrachement simultané de l'apophyse styloïde du cubitus ? La fracture indirecte de l'extrémité inférieure du radius se produit toujours et ne peut se produire que par le mécanisme de l'arrachement. Cette proposition a pour moi le caractère de l'évidence. » C'est le mécanisme également adopté par M. Bulteau dans ses récentes communication à la Société anatomique. (*Progrès*, 27 octobre 77.)

Tous les auteurs ne sont pas aussi exclusifs, et pour M. Gosselin, entre autres, la théorie de l'écrasement, celle de l'inflexion forcée de Nélaton, à laquelle il rattache peut-être à tort les mécanismes dissidents de Foucher, de Bonnet (qui nous paraissent plutôt voisins de l'arrachement), enfin celle de M. Lecomte, sont toutes trois acceptables et chacune s'adapte plus particulièrement à certains cas particuliers. « Me voici en présence, dit-il dans le t. I de ses *Cliniques*, page 402, des trois théories de l'inflexion, de l'écrasement et de l'arrachement ! Laquelle devons-nous conseiller d'adopter pour la plupart des cas ? Aucune, d'une facon exclusive, et toutes trois à la fois, avec prédominance de l'une ou de l'autre d'entre elles, suivant l'âge du sujet.

En résumé, si l'on compare la période clinique déjà si riche en faits acquis et cette période de quarante années surtout expérimentale, si fertile et si neuve en idées et en théories, on voit se produire deux courants inverses. Dans la première, les fractures du radius sont déjà reconnues, mais les luxations du poignet sont encore discutées. Dans la seconde, l'esprit, libre désormais, n'aspire qu'à perfectionner ce qu'il a eu tant de peine à établir, et la théorie de l'arrachement tend à prédominer. La première est une période militante, la seconde une période de perfectionnement et presque d'achèvement.

Aux auteurs français revient tout l'honneur de la découverte et des importants travaux sur les fractures de l'extrémité inférieure du radius. Pour plus de clarté nous les avons cités en première ligne.

Insistons un peu sur les travaux étrangers, on y verra au point de vue historique de grandes analogies avec ce qui s'est passé dans notre pays. Peu de chose à dire des ouvrages allemands ; ces auteurs, et notamment Bardelben, ne font que reproduire ce qu'on a dit chez nous.

Il y a plus d'intérêt à examiner ce qui a été écrit en anglais. Quelques points établis dans ces travaux semblent nous être restés inconnus :

En 1814, dans le 10e volume du *Journal de médecine et de chirurgie d'Edimbourg*, Colles signale. pour la première fois, l'existence de la fracture qui nous occupe. Comme celle de Pouteau, mais postérieure de 30 ans, la description de l'auteur anglais est presque parfaite, et cela surtout si l'on songe qu'aucune nécropsie n'est venue à son secours.

Ce sont ces examens anatomiques seuls qui ont mis Astley Cooper sur la trace de la lésion, et encore ne l'ont-ils pas préservé de toute erreur, puisqu'il déclara que les os du carpe étaient portés en avant. Il ne donne du reste dans son livre que des observations de fractures de l'extrémité inférieure du radius, compliquées de plaies ou de luxation.

En 1847 seulement, sir W.-R. Smith rétablit l'ordre des faits dans son livre intitulé : (Fractures in the vicinity of joints, Dublin, p. 129-173.)

Grâce à lui, justice est rendue à Colles, et honneur à son nom qui s'attache à sa découverte (Colles's, Fractures). Cet auteur, si rarement cité en France (nous n'en avons entendu parler que par M. Houel à la Société anatomique, 1857, p. 279), n'admet pas la théorie de la pénétration dans les fractures du radius, et les importantes objections qu'il lui en fait méritent d'être signalées.

Suivant lui, cette ligne de tissu compacte, enclavée dans le tissu spongieux du fragment inferieur, et que Voillemier regarde comme preuve de la pénétration, ne se voit pas dans les fractures récentes ; elle fait également défaut dans les fractures très-anciennes, puisqu'il ne la trouve plus sur quatre pièces de ce genre qu'il examine au musée de l'école de médecine de Richemond.

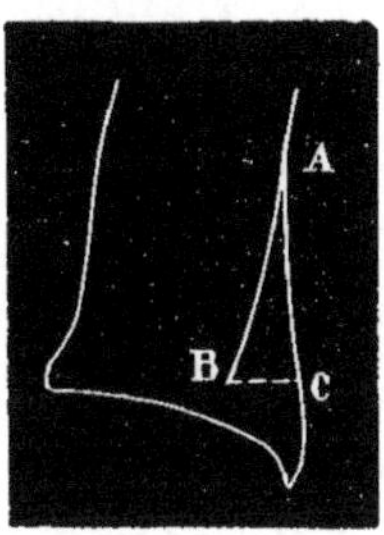

Il fait remarquer que la distance B. c. qui sépare cette lame de la face postérieure du radius, n'est pas la mesure du déplacement qu'a subi, dans son mouvement de bascule en arrière, le fragment inférieur, puisque cette distance est considérable, même dans les cas où la fracture a été bien réduite, et par conséquent, où il ne peut plus être question de ce déplacement en arrière ; 2° que la longueur AB de cette même lamelle, n'est pas proportionnelle au raccourcissement subi par le radius fracturé ; quelquefois elle est la moitié, quelquefois le double de ce raccourcissement. A ce propos il cite notamment un cas où la fracture, se trouvant à 1/2 centimètre de l'articulation, cette lame avait 1 centimètre de longueur.

3° Que le raccourcissement devait être considérable, si on réfléchit, qu'indépendamment de la pénétration, il y a un autre facteur dont il faut tenir compte, c'est le déplacement en arrière du fragment inférieur.

Enfin lui-même ne comprend pas, comment cette mince coque osseuse enveloppant le radius peut pénétrer le fragment inférieur : c'est, dit-il, une brisure de l'extrémité des deux fragments qui a lieu.

Pour lui, il s'agit ici, d'un mouvement de bascule du fragment inférieur en haut et en arrière, surtout produit sous l'effort de traction opérée par les muscles radiaux et extenseur du pouce et long supinateur.

Dans Hamilton (Practical treatise on fractures and dislocation, by P. Hasting's Hamilton Philadelphie 1871, p. 275), nous trouvons des observations de Rhea Barton, où ce chirurgien diagnostiqua un arrachement du bord postérieur de la facette articulaire radiale, et deux cas de fractures obliques, partant de la facette articulaire, remontant vers le bord externe du radius, et comprenant l'apophyse styloïde attachée à sa base.

Plus récemment, M. A. Cordon (7 septembre 1875 A treatise on the fractures of the lower of the radius. — London, Gurchill) admet trois catégories de fractures anatomiques, dont il décrit à part les symptômes propres.

La 1re comprend la fracture de Colles, la 2e les fractures plus élevées, jusqu'à 5 ou 6 cent. de l'interligne articulaire, enfin, indépendamment d'autres variétés, pour la description desquelles l'auteur ne se juge pas assez compétent, une

3o forme aussi rare qu'intéressante, où la ligne de fracture commence en dedans à la jonction de la surface carpienne et du tissu compacte, se porte directement en dehors jusqu'à la base de l'apophyse styloïde, et de ce point redevient ascendante et gagne le bord externe du radius.

Ce fragment triangulaire à base externe s'est déplacé en avant dans deux cas qu'il a pu observer au Queen's College Museum : Ce déplacement opéré en avant et en dehors suffisait pour dénoncer la lésion : la force fracturante avait dû porter sur le dos de la main.

Nous avons insisté sur ce point, ayant l'intention d'y revenir dans notre troisième chapitre.

Cet aperçu historique nous montre bien une analogie frappante entre ce qui s'est passé pour les fractures du radius en France et à l'étranger. Mêmes errements au début, même soumission aveugle à la tradition.

Pouteau en France, Colles en Angleterre, commencent une nouvelle ère de révolution ; même dédain pour leurs écrits, mêmes récriminations accueillant leurs découvertes. Justice devait leur être faite à des époques différentes par Dupuytren et sir V.-R. Smith.

Parvenu à la fin de cette longue suite de travaux, si nous n'examinons plus les hommes, mais les doctrines, nous voyons trois grandes théories pour expliquer la fracture de l'extrémité inférieure du radius : la luxation, la pénétration, l'arrachement. Les deux dernières seules subsistent, avec des chances inégales toutefois. Si l'on se rappelle les arguments, les preuves irréfutables accumulées contre la pénétration par Lecomte, W.-R. Smith et d'autres encore, il est facile de pressentir sa fin prochaine ; elle va être absorbée par la dernière, et ne lui servira plus que de complément et d'appendice.

Remarquons enfin ici la marche de l'esprit humain à la

recherche de la vérité scientifique. Comme dans tant d'autres questions ; la coxalgie, la paralysie générale par exemple, il a suivi ici des phases de progression presque constantes : d'abord ignorance, puis remarque du phénomène; recherche de sa théorie, deux faits concourent ordinairement à le produire, on ne voit d'abord que le dernier en date, et c'est lui qui fait tous les frais de l'explication; puis on découvre enfin le premier fait, la cause vraie : l'arrachement préalable auquel la pénétration ne fait que succéder accessoirement.

Deuxième Partie

La fracture de l'extrémité inférieure du radius porte avec elle son signe révélateur : c'est sa déformation particulière, symptôme qui, par son évidence, donnait à Pouteau la satisfaction d'écrire que « nulle fracture n'est plus facile à reconnaître, » déformation qui faisait dire à Velpeau « qu'on peut diagnostiquer la lésion à vingt pas de distance, » et qui lui en faisait donner le premier, dans son article du *Dictionnaire de médecine* (tome XXV, page 270), cette description aussi nette que pittoresque : « La fracture déjette plus ou moins le carpe en arrière, en même temps que l'extrémité inférieure de l'avant-bras se porte en avant; il en résulte que la main tend à s'infléchir modérément sur la région palmaire ; de là une dépression entre les extrémités carpienne de l'avant-bras et les éminences thénar et hypothénar, dépression qui correspond à la saillie dorsale du poignet. Une autre dépression s'observe à la face dorsale et tout à fait en bas de l'avant-bras, derrière la saillie palmaire de cette partie du membre. Si donc on regarde le poignet par son bord radial, on est tout de suite frappé d'une difformité spéciale, et que pour en avoir une image vulgaire, je compare à un Z très-ouvert, Z dont l'une des branches est représentée par l'axe vertical du carpe, dont l'autre est figurée par l'axe du radius, pendant que la ligne qui va de l'extrémité inférieure de la saillie antérieure des os de l'avant-bras, joindre, l'extrémité supérieure de la saillie dorsale du carpe, en représente la branche de jonction. Je n'ai jamais vu cette forme du poignet sans qu'il n'y ait eu en même temps fracture du radius. »

Cette déformation est-elle ou non constante? Dans le premier cas, le diagnostic de ces fractures serait d'une simplicité rare.

Nélaton n'hésite pas à répondre par l'affirmative : « La déformation, dit-il (dans son *Traité de pathologie*, 1844, page 743), constitue quelquefois le seul signe de la fracture, mais il ne trompe pas, et ne manque jamais dans les fractures produites par une chute sur la paume de la main. »

Mais Nélaton est le seul de son avis, et nombre d'autres chirurgiens n'ont pas été aussi heureux : Voillemier déclare, par exemple, page 284 : « Qu'il faut être prévenu que dans certains cas de pénétration peu marquée ou de fracture par arrachement, il peut n'y avoir aucun changement dans les axes du membre, pas de raccourcissement, pas de mobilité, et ces cas ne sont pas rares. »

Velpeau en cite des exemples lorsque, combattant dans ses cliniques l'usage des appareils, il déclare que souvent la déformation, à laquelle on veut remédier, n'existe pas. Il y revient six ans après, dans le même article déjà cité : « Dans quelques cas la déformation est peu prononcée, et il faut une grande habileté pour en tirer parti ; j'ajouterai même qu'à la rigueur elle peut manquer tout à fait quoiqu'il y ait fracture. »

Malgaigne, dans son *Traité*, tome I, page 605, est plus affirmatif encore : « Quelquefois, et ce n'est même pas bien rare, la fracture existe sans déformation appréciable, et, sauf un léger gonflement, le membre n'a subi aucune déformation, et l'on serait tenté de croire à une simple entorse. »

Citons enfin Follin et Houel (*Anatomie pathologique*, page 108) qui ont fait les mêmes remarques.

On voit par ces citations que la déformation en Z suffit à caractériser la fracture, et, d'après ces auteurs, elle en constitue parfois le seul signe. Son absence doit dès lors être fort préjudiciable au clinicien et rendre le diagnostic difficile. Pour le radius comme pour tous les arrachements sans déplacement d'extrémités articulaires, la malléole externe surtout, la différence entre la fracture et l'entorse est si minime qu'on doit suspendre son jugement.

Mais, si on indiquait les circonstances dans lesquelles se présente ce cas épineux; si l'on déterminait les rapports qu'ont avec l'absence de déformation l'âge des malades, par exemple, la gravité, la hauteur ou la simplicité de leur chute, etc.; si enfin on parvenait à découvrir la cause de cette exception, on diminuerait singulièrement la difficulté : l'esprit, averti par le groupement de ces faits à trouver, prévenu par la réunion de ces circonstances à signaler et leur rapport ou leur coïncidence fréquente avec la fracture, serait tenu en éveil et reconnaîtrait facilement la lésion.

C'est ce que nous nous proposons de faire dans cette deuxième partie.

Pour cela, il nous fallait réunir, examiner le plus grand nombre d'observations possible.

Nous avons pu dans les différentes publications françaises et anglaises, dans les hôpitaux civils et militaires, recueillir 215 cas de fractures de l'extrémité inférieure du radius, qui, considérées au point de vue de l'âge et de la présence ou de l'absence de la déformation, nous ont donné les résultats suivants :

	NOMBRE DE CAS.	DÉFORMATION	
		présente.	absente.
Avant 8 ans,	»	»	»
De 9 à 18 ans,	22	13	9
De 19 à 45 ans,	127	121	6
De 45 à 58 ans,	24	15	9
Après 58 ans,	42	11	31
Total :	215	160	55

Nous pouvons tirer de ces chiffres des renseignements fort utiles.

Avant 8 ans, nous n'avons pas trouvé d'observations de cette fracture. Cette remarque concorde avec la statistique donnée par Velpeau dans son article du *Dictionnaire de médecine*, où, sur 77 cas, il n'a pas noté de fractures avant cet âge. On verra plus loin que dans nos expériences, ni par le mouvement de flexion, ni par celui d'extension, nous n'avons pu, sur des enfants de moins de 8 ans, obtenir cette lésion.

Sur 22 cas de 9 à 18 ans, la déformation n'a été apparente que 9 fois, et cela plus particulièrement chez les plus jeunes d'entre eux; sur ces 9 enfants, 6 avaient moins de 12 ans.

Sur les 127 jeunes gens ou adultes de 19 à 45 ans, le tableau nous montre 121 déformations en dos de fourchette.

Dans la majorité des cas, cette déformation sautait aux yeux; dans quelques-uns seulement il fallait un peu d'attention pour la reconnaître. Nous regardons comme signe évident de la fracture la déformation en sens inverse, c'est-à-dire le dos de fourchette renversé, produit par le déplacement en avant du fragment carpien. Ce signe, que Malgaigne déclarait si rare, qu'il n'avait jamais observé, a été noté 4 fois dans les 127 cas que nous citons. Un exemple a été montré par M. Trélat dans ses cliniques de la la Pitié; deux autres ont été rapportés dans la thèse de M. Guérin (1873); le dernier enfin se trouve dans le livre de sir W. R. Smith, *Treatise on fractures in the vicinity of joints*, p. 162). Dans trois de ces observations, c'est une chute sur le dos de la main qui semble avoir causé l'accident.

Cette proportion de 121 déformations sur 127 cas serait encore beaucoup augmentée par le résultat de l'observation des chirurgiens qui exercent dans un milieu spécial de jeunes gens. M. le professeur Gaugeot, par exemple, qui a bien voulu nous communiquer ses remarques sur la lésion qui nous occupe, a toujours vu une déformation considérable chez les jeunes soldats qui arrivaient à sa clinique avec une fracture du radius.

Mais examinons plus en détail ces 6 cas d'absence de déformation que nous avons trouvés chez les sujets de 20 à 40 ans. Nous verrons qu'on pourrait facilement en réduire le nombre.

Le premier fait concerne un homme de 38 ans, traité dans le service de M. Trélat, salle Saint-Jean, n° 11. Il était tombé de sa hauteur, et, assurait-il, sur le dos de la main : pas de déformation ; mobilité, crépitation assez nettes. Nous admettons ici la réalité de la fracture. Il faut se souvenir cependant que le mouvemeut de flexion ne produit, la plupart du temps, qu'un arrachement du bord postérieur de la facette radiale ; si le fragment est de grosseur moyenne, il peut déterminer mobilité et crépitation. Mais on peut rejeter l'un des deux cas rapportés par Voillemier dans son mémoire (p. 275). Un homme de 35 ans, à qui, en jouant, on avait fléchi fortement le poignet, se présente à la clinique de Larrey avec une douleur vive limitée à 1 centimètre au-dessus de son articulation radio-carpienne ; point de crépitation, mobilité obscure. On reconnaîtra que, reposant sur ces seules données, le diagnostic est bien incertain. Il fut moins douteux, quoique non irréprochable, dans le second cas du même auteur. Il s'agit d'un homme de 33 ans, dont la main, dans une chute, ne porta que sur les doigts et non sur le talon ; en l'absence de crépitation, c'est sur une douleur vive, limitée au-dessus du poignet, sur une mobilité un peu obscure, que l'on se fonda pour admettre un arrachement de l'extrémité inférieure de l'os. Nous n'avons pas à revenir sur le 4e cas cité (page 35), où la réalité de la fracture sans déformation est inattaquable. La cinquième exception nous est fournie par l'observation IV de la thèse de M. Guérin (1873). Un artilleur de 25 ans, après une chute d'une certaine hauteur, entre à l'hôpital avec le diagnostic fracture des deux radius; pas de déformation, mais crépitation dans les deux cas; à l'autopsie, on ne découvrit qu'une fracture des apophyses styloïdes; d'un côté, le fragment comprenait en outre une portion de la partie externe de l'os. — Quant à la sixième, elle repose sur une pièce présentée à la Société anatomique par M. Legendre, en 1850 (*Bulletins de la Société*, p. 169). Il s'agit d'une fracture que M. Legendre déclare sans déplacement, parce que le périoste non déchiré en arrière recouvrait la lésion, et qu'en avant l'interstice qui séparait les deux fragments n'excédait pas quelques millimètres. Mais tous les observateurs M. (Lecomte surtout et nous-même) ont remarqué que jamais en arrière le périoste ne se déchirait.Quant au faible écart de fragments en avant, il suffit, et nous l'avons observé, pour produire une déformation assez marquée.

Nous pourrions donc, on le voit, diminuer de 2 ces 6 cas exceptionnels et dire que sur 129 cas, 4 fois seulement la fracture de l'extrémité inférieure du radius ne s'est pas révélée par sa déformation caractéristique.

Si on compare de plus ces deux catégories de fractures avec ou sans déformation, on sera frappé de ce fait : c'est toujours une force considérable qui a produit la déviation de l'avant-bras et de la main; cette force est relativement moindre pour les autres fractures. Dans le premier cas, ce sont des matelots qui tombent de la grande hune (Guérin), des ouvriers qui tombent de leur échafaudage, des peintres de leur échelle (Herbelin). Des chutes de 8 mètres (Bulleteau, *Progrès*, 27 octobre 1877), des chutes en courant (Lecomte), c'est toujours en un mot un traumatisme violent. C'est la même remarque qu'avait faite M. le professeur Gaugeot, et c'est même à cette violence fracturante qu'il rapporte la difficulté qu'il éprouve d'ordinaire à ré duire la fracture chez les jeunes soldats, difficulté assez notable, pour lui avoir fait depuis longtemps prendre le parti de réduire la déformation à l'aide du chloroforme (1).

Nous avons vu, au contraire, dans les cas où la déformation n'existait pas toujours, une chute de hauteur d'homme, sans violence, un simple mouvement d'extension forcée pendant une lutte, une force minime enfin, causer la fracture; et, si dans le 4e fait la chute est plus grave, c'est que l'autre radius est aussi fracturé et que tout le choc s'est porté sur lui.

On le voit donc: le clinicien n'admettra qu'après mûr examen, la fracture de l'extrémité inférieure du radius, qui chez le sujet de 20 à 40 ans ne se révélera pas pour une dé- déformation bien apparente, surtout si la chute, cause de l'accident, est considérable: Nous avons vu que dans cette circonstance ce signe est constant; ses défiances s'augmenteront encore si le malade affirme être tombé sur la face dorsale de la main. Crépitation et mobilité peuvent dans ces cas n'être que l'indice d'un simple arrachement du rebord articulaire radial, ou de l'apophyse styloïde (observation IV de la thèse de M. Guérin). Dans ces cas embarrassants, un seul signe pourra lever tous les doutes: Placer les deux pouces sur la face postérieure du radius au point présumé de la fracture; chercher avec les autres doigts à faire céder les fragments, à faire basculer en arrière le fragment carpien, et produire ainsi un angle rentrant en arrière à sommet antérieur. Cette mobilité spéciale est précieuse. Malgaigne qui

(1) La violence du traumatisme, ordinaire dans ce milieu spécial d'observation, y rend moins rares qu'ailleurs les fractures compliquées de l'extrémité inf. du radius. M. Gaugeot a pu voir trois cas où le cubitus était sorti par une plaie des téguments; trois fois le pansement occlusif immédiatement appliqué n'empêcha pas, favorisa peut-être, suivant ce professeur, l'issue fatale de la maladie. (Phlegmon, Gangrène.)

l'a le premier indiquée y attachait, ainsi qu'a bien voulu nous le dire M. le professeur L. Lefort, une juste et considérable importance. On le comprendra facilement puisque ce moyen consiste en somme, à reproduire cette déformation révélatrice qui, par des causes que nous examinerons plus tard, ne s'était pas effectuée.

Jusqu'ici tous ces faits étaient connus, nous n'avons fait que les préciser par des chiffres. Nous arrivons maintenant au point le plus important et le moins connu de notre travail : l'absence de la déformation est fréquente chez les sujets âgés ainsi que nous l'a fait remarquer M. le professeur U. Trélat.

Mais auparavant, citons les observations qui serviront de base à notre argumentation.

Nous devons d'abord citer les observations publiées jusqu'à ce jour, car elles ont à nos yeux un grand mérite d'impartialité puisqu'elles sont écrites par des auteurs qui émettent un fait peu ordinaire à leur avis et par conséquent bien observé.

Celle que nous trouvons dans le tome III du journal de chirurgie de Desault est la première en date, bien qu'elle soit antérieure à la description classique de la formation, on n'en peut néanmoins récuser la valeur.

Obs. I. — Le 24 novembre 1790, une femme de 55 ans, tombe à la renverse dans un escalier ; fracture du radius gauche, près le l'extrémité inférieure « indiquée par un peu de gonflement, beaucoup de douleur, un léger enfoncement au côté externe de l'avant-bras, par l'impossibilité d'exécuter les mouvements de pronation et de supination, par la flexibilité de l'os et une crépitation qu'on rendait très-distincte en portant les fragments en sens contraire. »

Obs. II. — Cette observation nous est fournie par la *Lancette française* de 1829, p. 286 où dans un compte rendu des cliniques de Dupuytren nous trouvons le fait suivant :

Une femme de 60 ans. couchée au n° 22 de la salle Saint-Jean, dans une chute en état d'ivresse, les deux mains étant étendues en avant, se casse le radius droit. Très-léger déplacement, une faible crépitation a pu faire prononcer l'existence de la fracture à gauche, luxation du pouce... et la « fracture du radius dont l'absence de déplacement et l'obscurité de la crépitation auraient pu faire douter, sera traitée par un simple bandage roulé. »

Obs. III. — On lit dans *Malgaigne*, p. 606, t. I : « Il ne faudrait pas assurer toutefois, parce qu'il n'y a pas de déplacements appréciables, qu'il n'en existe pas un réel. La pièce représentée planche 10, provient d'une femme de 70 ans, morte au quatorzième jour de l'accident, par suite d'une pneumonie, qui avait entravé le travail réparateur. On voit que le fragment supérieur déborde l'autre en avant d'environ un millimètre et de 4 ou 5 en dehors ; cependant le gonflement masquait tout à fait ce petit dérangement ; il n'y avait ni crépitation, ni mobilité latérale, et M. Maisonneuve qui m'a communiqué l'observation et la pièce anatomique, n'arriva au diagnostic qu'en pliant l'avant-bras en arrière, la fracture était le résultat d'une chute sur le poignet, le périoste était rompu à la face antérieure, tandis qu'il était intact à la face postérieure : ce qui explique comment il est plus facile d'écarter les fragments et d'infléchir l'avant-bras à angle droit en arrière qu'en avant. »

On trouve dans le tome V des annales de chirurgie (cliniques de Strasbourg) les trois observations suivantes :

Obs. IV. — Kiefler, veuve Horminger, âgée de 65 ans, traversait le 22 janvier, une cour couverte de glace, tombe du côté gauche ; douleur, gonflement dans le poignet ; entrée le 24, à la clinique on ne trouve aucun changement apparent dans la direction de la main qui paraît plutôt portée vers le cubitus que vers le radius ; l'apophyse styloïde radiale est douloureuse, plis de la face antérieure du poignet effacés. A la face postérieure et à l'extrémité inférieure de l'avant-bras, il existait, très-près du poignet, une saillie de 1 centimètre de hauteur, nullement apparente à la vue, mais que le toucher parvenait à faire reconnaître ; aucune crépitation. — Le 2 février, mouvements possibles mais gênés, surtout la pronation. Le 7 mars elle était guérie, en conservant toutefois un peu de gêne de la flexion.

Obs. V. — T..., âgé de 59 ans, ancien militaire, tombe le 2 janvier sur le pavé couvert de neige congelée, le poignet gauche a porté. Vive douleur, tuméfaction, ecchymose; entré le 4 à la clinique de Strasbourg), la main est légèrement fléchie, les mouvements sont relativement faciles, excepté la supination ; une tumeur mal circonscrite et peu distincte, existe au devant de l'extrémité inférieure du radius dont l'apophyse styloïde est douloureuse. A 3 cent. au-dessus de l'article on observe une légère dépression, et les mouvements latéraux déterminent après beaucoup d'essais de la crépitation. L'apophyse cubitale ne paraît pas plus saillante; le 30 l'appareil enlevé montre que la main est un peu deviée en dehors; les mouvements de supination sont toujours bornés; les doigts se fléchissent avec peine. Il quitte l'hôpital le 19 février.

OBS. VI. — Sauter, journalier, 50 ans, tombé le 13 janvier sur le dos de la main. Entré à la clinique de Strasbourg, le jour même, il montre la partie inférieure de l'avant-bras tuméfié; c'est à 0,02 cent. au-dessus de l'articulation que la douleur est le plus vive; on ne sent nulle part ni dépression, ni saillie, et, en portant la main dans les différents sens, on finit par entendre une crépitation obscure. Le blessé tenait dans la demi-flexion sa main dont le dos formait avec la partie postérieure de l'avant-bras une surface convexe, la main n'a aucune tendance à se porter en dehors. Le 8 février le gonflement a disparu, cependant l'extension et la flexion sont encore difficiles, ces mouvements ne sont améliorés que le 7 mars.

OBS. VII. — Dans l'*Union médicale* du 4 septembre 1875, M. Gilette décrit une fracture insolite du radius, fait qu'il explique par la chute sur le dos de la main, au lieu de la paume, comme c'est l'habitude. Nous citons le fait.

Un remouleur de 47 ans, en état d'ébriété, poussé par un de ses amis, tombe le bras droit en avant, mais il affirme sans qu'il soit besoin de de le presser à cet égard, que c'est la face dorsale qui a pressé sur le sol. Sur le moment, ni douleur, ni craquement, mais impossibilité de l'extension de la main. Ce qui frappe, c'est l'augmentation du diamètre dorso-palmaire. Mais on ne retrouve pas dans la déformation cette disposition en dos de fourchette, signalée par Velpeau. L'articulation étaine saine, mobilité visible pour les assistants; crépitation; pas de déviation latérale.

OBS. VIII. — *Gazette des hopitaux*, octobre 42, recueillie par M. Jacquart, interne. Autopsie. — Le 2 décembre 1841, C. F. Dessertanie, 70 ans, fait une chute sur la paume de sa main droite. Le lendemain, elle entre salle Sainte-Agathe : gonflement cylindrique de l'avant-bras, pression maximum douloureuse à 1 pouce au-dessus de l'article. L'idée de la fracture de l'extrémité inférieure du radius se présente à l'esprit, mais il manquait un signe important, la déformation du membre. La mensuration la plus exacte ne donne aucune différence de longueur des deux côtés, aucune déviation, aucune saillie ni en avant ni en arrière, point de crépitation. Mais, si en fixant l'avant-bras, on porte la main dans l'extension forcée, on sent à 1 pouce au-dessus du poignet, un angle rentrant en arrière et saillant en avant. Pneumonie, mort.

Autopsie. — Fracture transversale, le périoste déchiré en avant est intact en arrière, et permet entre les fragments, le mouvement de flexion qu'on avait produit sur le vivant; aucune pénétration, aucun chevauchement, l'apophyse styloïde cubitale est arrachée.

Nous empruntons à la thèse de M. Provost l'observation suivante:

Obs. IX. — Marthe Lagnot, 70 ans. tombe le 3 janvier 1851, dans un escalier : douleur vive à l'extrémité inférieur du radius; crépitation franche, la déformation en dos de fourchette n'est pas caractéristique, puisque l'auteur ajoute que jusqu'après la disparition du gonflement on avait cru à un écartement, à un diastasis des deux os.

Nous ajouterons à ces observations recueillies dans les auteurs les suivantes que nous avons prises sous le contrôle de M. Trélat.

Obs. X. — H... (Delphine), 60 ans, piqueuse de bottines, prise d'étourdissement, tombe dans son escalier, la tête et le bras droit portent des contusions; elle reste longtemps dans le service de M. Trélat, salle Sainte-Rose, n° 4, pour une périostite sus-orbitaire qui suivit sa chute; mais en même temps son bras droit est tuméfié, on ne peut constater ni mobilité, ni crépitation, mais une douleur vive limitée à 1 cent. au-dessus de l'interligne articulaire et une légère ascension de l'apophyse styloïde radiale, permettent seuls à M. Trélat de diagnostiquer la fracture de l'extrémité inférieure du radius, car il n'y avait aucune déformation, aucune déviation latérale de la main.

Obs. XI. — Conalt, 58 ans, vient le 20 mai 1877, à la consultation de M. Trélat, elle était tombée trois jours auparavant sur sa main gauche. Son poignet était un peu gonflé, aucune déformation à noter si ce n'est une déviation de la main vers le cubitus; apophyse styloïde radiale légèrement remontée, douleur vive à 15 millimètres au-dessus de l'article; la palpation ne permet de sentir aucune saillie osseuse; les mouvements sont très-gênés. Nous plaçons nous-même un appareil silicaté, le 26 mai, il est enlevé le 20 juin, les mouvements sont gênés, on conseille de l'exercice et du massage à la malade.

Obs. XII. — Le 12 septembre 1876, vient à la consultation de M. Trélat, suppléé alors par M. Delens, une femme de ménage âgée de 59 ans, qui, disait-elle, s'était foulé le poignet en tombant dans sa cuisine. Gonflement, pas de déformation; pas de déviation latérale de la main, on ne sent aucun bourrelet, aucune saillie osseuse; douleur vive à 1 centimètre au-dessus de l'article; apophyse styloïde légèrement remontée; point de crépitation, légère mobilité en arrière. Appareil silicaté.

Obs. XIII. — Brizien (Henri), 58 ans, ciseleur, entre le 9 août 1876 dans le service de M. Trélat, salle Saint-Jean, lit n° 11. Il est tombé de sa hauteur sur la main gauche; il prétend même que c'est sur la face dorsale. L'avant-bras est gonflé ; la douleur à 15 millimètres au-dessus du bord inférieur du radius est très-vive ; crépitation sourde ; mobilité possible en portant la main dans l'extension forcée; mais M. Trélat, en portant le diagnostic fracture, fait remarquer qu'il n'y a aucune déformation ni déviation latérale de la main.

Obs. XIV. — La veuve C..., 66 ans, se présente à la Charité, à la consultation de M. Trélat; elle a été renversée par un cheval le 23 juin 1877.

On fait revenir la malade le 27, salle Sainte-Rose, pour lui appliquer un appareil silicaté. L'examinant plus à son aise, on constate que l'avant-bras est gonflé ; que le point maximum de la douleur est à 12 millimètres au-dessus de l'extrémité inférieure du radius ; la main est déviée vers le bord cubital de l'avant-bras; mobilité en portant la main en arrière; on sent en avant une sorte d'hiatus, une ligne de séparation des deux fragments. Quant au dos de fourchette, il n'existe pas.

Un appareil silicaté placé séance tenante est enlevé trois semaines après; la fracture est consolidée, mais le genre des mouvements est assez notable. Cette femme revint de temps en temps ; un mois après elle était complètement guérie.

Observation XV (communiquée par M. Letulle interne). — Melson (Antoine), 75 ans, entre le 22 juin 1876, lit n° 6, salle Saint-Jean dans le service de M. Trélat. En tombant il éprouve dans l'avant-bras une douleur vive, de larges ecchymoses; les doigts, mais non le poignet, sont mobiles. Douleur notable à 2 cent. au-dessus de l'article mobilité anormale; légère crépitation; la déformation n'est pas celle indiquée comme caractérisant le dos de fourchette. Appareil de M. Trélat avec rouleaux d'ouate, le 30 juin il part pour Vincennes.

Observation XVI. — M. Reclus, prosecteur de la Faculté, a bien voulu nous communiquer l'observation suivante :

Pendant un court séjour dans les Basses-Pyrénées, M. Reclus est appelé près de Me X... âgée de 71 ans qui venait de tomber sur la main droite. L'examen fait avant tout gonflement, permet de constater, malgré l'absence de toute déformation, une crépitation franche et une certaine mobilité ; une élévation de l'apophyse styloïde radiale mais surtout une douleur excessive au-dessus de l'articulation. D'ailleurs trois jours après, une grande ecchymose commence à se montrer à la partie externe de l'avant-bras, gagne le coude. Appareil inamovible, un mois après la fracture était consolidée, mais la gêne des mouvements persistait encore.

Observation XVII. —M. Campnon, aide l'anatomie à la Faculté, a la bienveillance de nous donner l'observation XVII.

M. X..., rue Guénégo, 65 ans, tombe à la fin de 1876 de sa hauteur sur sa main droite. Douleur vive au niveau du poignet, gêne, mais non-abolition des mouvements. Deux jours après un gonflement notable s'est produit ; pas de changement de couleur à la peau ; pas de déformation en dos de fourchette, pas de déviation latérale de l'axe de la main. Par le toucher on constate que l'apophyse styloïde radiale est un peu plus élevée que la styloïde cubitale; douleur limitée à 2 cent. au-dessus de l'articulation Appareil silicaté. Vingt jours après un léger renflement osseux vient témoigner de la réalité et de la consolidation de la fracture.

Nous-même enfin avons pu recueillir, dans les différents hôpitaux, les observations suivantes.

Observation XVIII. — Le 14 janvier 1877, entre dans le service de M. Labbé à la Pitié, Daumas (Louis), 53 ans, qui a fait une chute dans son escalier : plusieurs contusions à l'épaule ; fracture de l'olécrâne et aussi du radius droit. Ce n'est certes pas la déformation en dos de fourchette qui a fait poser le diagnostic, car elle n'est pas appréciable. La douleur au-dessus de l'articulation, la mobilité, et une certaine crépitation rendent la fracture non douteuse. Notons enfin une légère saillie qu'on sent en arrière et une déviation peu prononcée de la main vers le bord cubital de l'avant-bras.

Observation XIX. — Dans le service de M. Guérin nous trouvons également au n° 15, salle St-Maurice, la nommée Gabel (Laure), 52 ans, qui a fait le 7 février 1877 une chute dans son escalier, déformation inappréciable à la vue et M. Guérin a porté le diagnostic fracture.

Observation XX. — Gérard (Marie), 64 ans, entre le 24 août 1877, salle Ste-Jeanne, lit n° 20, à Lariboisière, dans le service de M. Tillaux pour une fracture du radius droit presque sans déformation ; en examinant le malade, voulant comparer l'avant-bras fracturé et l'avant-bras sain, nous sommes frappé de la déformation en z de ce dernier : en effet la malade nous raconta alors que dans sa jeunesse elle était tombée sur son bras gauche, était allée à l'Hôtel-Dieu où elle resta trois semaines; là elle assurait qu'on lui avait mis un appareil parce que son os était cassé. Nous pûmes constater en effet que la main était encore déviée vers le cubitus, l'apophyse styloïde radiale remontée et nous pûmes enfin sentir en avant une saillie anormale que nous rapportâmes à la réunion vicieuse des fragments.

Nous considérons cette observation comme importante puisqu'elle réunit sur le même malade les deux points principaux sur lesquels nous voulons insister; déformation dans la jeunesse, absence de ce signe dans un âge plus avancé.

Observation XXI. (recueillie par M. Brun, interne). — Desnos, 61 ans, casseur de pierres, tombe le 30 novembre 1877 au soir en faisaut un faux pas, vient à la consultation de M. Després, à l'hôpital Cochin : on constate facilement que sa main droite est déviée vers le bord cubital de l'avant-bras, mais il est plus difficile d'apprécier la déformation en dos de fourchette qui est très-légère. La fracture existe à 2 cent. au-dessus de l'articulation du poignet.

Observation XXII. — Brunot (Thérèse), 77 ans, sans profession, tombe le 2 janvier 1878 dans son escalier à Passy ; elle est immédiatement transportée à Beaujon, lit n° 4, salle Ste-Clotilde, service de M. le professeur Lefort; son avant-bras gauche est tuméfié, la déformation en dos de fourchette est inappréciable ; mais la douleur limitée à 1 cent. au-dessus de l'articulation, la légère saillie que l'on en sent arrière, le léger interstice que l'on sent en avant, une encoche notable au niveau de l'apophyse styloïde cubitale qui est douloureuse, révèlent aisément la fracture.

Observation XXIII. — Feuillet (Marie-Louise), 66 ans, lingère, salle Ste-Clotilde, lit n° 7, tombe le 3 janvier 1878 sur la peaume de la main gauche. Impuissance du poignet mais possibilité de remuer les doigts. Ici on ne peut constater aucune déformation, la main est seule un peu déviée vers le bord cubital ; peu d'ascension de l'apophyse styloïde radiale, mais la mobilité dans le sens de l'extension, la douleur limitée à 1 cent. au-dessus de l'articulation suffisent à caractériser la fracture ; pas de crépitation.

Observation XXIV. — Le 23 décembre 1877, entre au n° 12 du service de M. Tillaux, une femme de 60 ans. Son avant-bras droit est enveloppé d'un appareil quand nous venons l'examiner, mais M. Tillaux a bien voulu nous dire que la déformation était peu prononcée.

Observation XXV. — Dans le courant du mois de décembre 1877, vint plusieurs fois à la consultation de M. Gosselin une femme âgée de 58 ans qui avait fait chez elle une chute sur la main droite. Quinze jours auparavant, elle n'avait pas consulté, croyant à une simple entorse; mais voyant que les mouvements restaient gênés, elle se décide à venir à la Charité: on ne constate aucune déformation appréciable après ce long espace sans appareil de protection. La douleur, la difficulté des mouvements, une légère ascension de l'apophyse styloïde, un léger bourrelet osseux à un travers de doigt au-dessus de l'articulation permirent à M. Gosselin de reconnaître une fracture de l'extrémité inférieure du radius déjà consolidée.

Les trois observations suivantes nous ont été communiquées par M. le professeur Lefort.

Observation XXVI. — Le 10 janvier 1870, entre à l'hôpital Cochin, dans le service de M. le professeur Lefort, lit n° 15, le nommé Chenardet, plombier, âgé de 64 ans. Occupé à travailler sur une échelle il la sentit se dérober sous lui; après avoir essayé de se retenir au mur, il tombe sur sa main droite. Indépendamment d'une fracture de côte il présente à son entrée une tuméfaction de son avant-bras qui n'empêche pas de reconnaître que l'apophyse styloïde radiale est remontée; la douleur en ce point au-dessus de l'articulation est considérable. Enfin en plaçant ses deux pouces en arrière au point présumé de la fracture, on peut faire décrire à l'axe antibrachial une courbure à concavité postérieure; grâce à ce signe qu'à indiqué Malgaigne et malgré l'absence du dos de fourchette on peut conclure à des fractures de l'extrémité inférieure du radius.

Observation XXVII — (recueillie par M. Foucart, interne). — Berson, 64 ans, entre le 2 janvier 1873 dans le service de M. le professeur Lefort, lit n° 19. Chute sur la paume de la main, douleur très-vive à la pression, légère inclinaison de la main en dehors, l'apophyse styloïde radiale n'est pas remontée; pas de déformation en dos de fourchette; mais la mobilité perçue comme l'a indiquée Malgaigne permet d'afffirmer la fracture.

OBSERVATION XXVIII.— Devein (Hortense), 57 ans, ouvrière, est couchée au lit nº 2 de la salle Ste-Agathe, service de M. L. Lefort, le 17 janvier 1875, elle s'est fracturée le radius droit.

Deux fois de suite, à peu d'intervalle, elle est tombée sur la paume de sa main droite; le 2 janvier, son bras est devenu noir, elle n'a pu le remuer. Un médecin l'a traitée en ville et s'est borné à ordonner des compresses d'eau blanche sur le poignet malade, la fracture probablement passe inaperçue, pas d'ecchymose, enfoncement léger au niveau du cinquième inférieur de l'os, l'apophyse styloïde est remontée, le poignet empâtée; en somme, la déformation est à peine appréciable.

OBSERVATION XXIX et XXX. — Nous avons pu voir dans le service de M. Perrier à la Salpêtrière deux malades affectées chacune de fractures de l'extrémité inférieure du radius sans déformation :

La première, Neveu (Jeanne), 83 ans, sans profession, salle St-Léon était tombée le 1er janvier 1878 à l'angle d'un trottoir dans la cour de l'établissement, elle ne présentait pour toute déformation qu'une légère déviation de l'axe de la main et du bras vers le côté externe.

Quant à la seconde, Mignard, 75 ans, couchée au nº 12 de la salle St-Léon, entrée dans le même service le 4 août 1877, elle ne présentait pas la plus légère déformation.

OBSERVATION XXXI.— Me Quentin, rue du Val-de-Grâce, 18, 77 ans. Le 17 avril elle entre dans le service de M. Gosselin, salle Ste-Catherine, nº 10, elle était tombée de sa hauteur sur les deux mains. Elle avait si peu de déformation que tous les jeunes chirurgiens qui avaient vu la malade conclurent à une entorse. M. Gosselin diagnostiqua une fracture des deux radius, deux appareils lui furent placés et ne quitta l'hôpital que le 26 mai 1877.

OBSERVATION XXXII. — Enfin M. Lecomte a eu la complaisance de nous donner l'observation qu'il a pu faire lui-même sur une de ses parentes, femme de plus de 60 ans qui en tombant de sa hauteur se fractura le radius; il n'a pu constater la moindre déformation, et la crépitation accompagnée d'une légère mobilité a pu lui faire poser le diagnostic.

On voit d'aprês ces observations combien, passé l'âge adulte, l'absence de la déformation est fréquente dans ces fractures. Souvent notée de 45 à 58 l'absence de ce signe, si important, devient, pour ainsi dire, de règle après 60 ans.

Disons de suite, que l'absence dans ces cas de toute déviation de l'axe de l'avant-bras, n'exclut en rien les déviations latérales de la main ; comme chez l'adulte et dans la même proportion c'est la déviation sur le bord cubital qui est la plus fréquente : ainsi sur 8 fois où dans les précédentes observations on a fait mention de ce signe, c'est 5 fois vers le bord cubital, 3 fois seulement vers le côté externe que la main s'est portée.

Au point de vue de la cause de ces fractures sans déformation un fait général et important nous a frappé : c'est la simplicité de la chute, la minime quantité de force suffisante à produire la solution de continuité osseuse. M. Gosselin y insiste déjà dans ses cliniques, t. I, p. 403. « Remarquons, « dit-il, que tout le monde tombe de sa hauteur sur la paume « de la main, et que tout le monde, dans une chute aussi « simple, ne se fracture pas le radius ; et qu'en particulier « les jeunes sujets et les adultes, jusqu'à 45 ou 50 ans, « échappent à cette lésion. Pour se produire, elle a besoin « d'une cause plus énergique, d'une chute en courant par « exemple ou d'un lieu élevé. »

Les 32 cas que nous rapportons fournissent, de l'exactitude de cette remarque, une preuve éclatante.

Examinons, au même point de vue, les 11 cas rassemblés dans notre tableau, où la déformation existe : Ils ne sont pas contraires à ce que nous venons de dire : ici. ce n'est plus cette chute médiocre de tout à l'heure, mais c'est une force plus grande qui a été mise en jeu. C'est, proportion gardée, la reproduction de ce qui se passe chez l'adulte. Chez lui comme chez le vieillard, c'est la chute grave qui détermine la déformation, la force peu considérable est impuissante à la produire. Ajoutons enfin que parfois, l'absence de soins, le défaut d'immobilisation, ont permis aux fragments de se désunir sous l'influence des mouvements intempestifs de la main.

Nous allons trouver la confirmation de ces remarques dans les quelques observations qui vont suivre.

Cette force plus grande qu'à l'ordinaire, nous la retrouvons dans l'observation suivante :

OBSERVATION XXXIII. — Marie Flore, 82 ans, service de M. le professeur Guyon. C'est du haut d'une table où elle était montée pour pendre du linge qu'est tombée cette femme, sur la paume de la main gauche ; aussi la déformation en dos de fourchette, la déviation en dehors de la main caractérisaient-elle la fractures.

OBSERVATION XXXIV. — De même pour Marie Richt, 58 ans, entrée e 27 décembre 1877, dans le service de M. Gosselin. Elle était tombée du haut en bas d'un escalier élevé ; aussi sa fracture était-elle accompagnée du dos de fourchette avec crépitation et mobilité du fragment carpien en arrière.

OBSEVATIOM XXXV. — C'est encore pour être tombée et avoir roulé en bas d'un escalier haut de 60 degrés que la femme de 62 ans qui fait le sujet de la première observation des Cliniques orales de Dupuytren, vit son avant-bras déformé par la fracture qui s'était produite à l'extrémité inférieure du radius.

OBSERVATION XXXVI. — Les deux causes de gravité de la chute, et d'absence de soins immédiats sont réunies dans la seconde observation du même auteur.

Citons enfin cette observation de Roguetta (Archives de médecine 1834, t. V. p. 547) qui montre d'une façon évidente l'influence qu'apporte l'absence de soins et d'immobilisation prompte dans le développement d'une déformation qui n'existait pas au premier abord :

OBSERVATION XXXVII. — Dame âgée de 69 ans, chute sur la main : fracture du radius méconnue et prise pour une foulure ; gonflement. Cataplasmes. Déformation progressive du poignet ; difficulté croissante des mouvements. Entrée à l'Hôtel-Dieu le 11 décembre, 25 jours après accident arrivé le 18 novembre.

Etat des parties au moment de l'admission ; main fortement portée dans l'abduction ; enfoncement marqué à l'extrémité inférieure du radius, pronation et supination peu possibles et extrêmement douloureuses. Réduction par Dupuytren vingt-cinq jours après l'acciden ; succès.

On voit le contraste évident des causes qui produisent ces deux catégories de fractures; causes qui devront certainement entrer pour une certaine part dans l'explication de la différence de leurs symptômes. Bornons-nous, pour le moment, à constater ici que le chirurgien, en présence d'une malade âgée, qui vient dans une chute sur la paume de la main, de se casser le radius, ne devra que rarement s'attendre à trouver la déformation en dos de fourchette, surtout si le choc ou la chute est de peu de gravité.

Autres remarques importantes : Sur les 32 cas que nous avons cités, nous ne trouvons que 9 hommes : C'est donc dans le sexe féminin que manque surtout le signe qui nous occupe.

Sur les 23 femmes, 4 n'avaient pas 60 ans ; si donc nous comparons les 19 cas d'absence de déformation qui nous restent avec les 11 autres, chez lesquels dans les mêmes conditions, la déformation a été observée, il ressort cette proportion : chez la femme après 60 ans, la fracture du radius s'accuse il est vrai par la déformation dans un tiers des cas, mais dans les deux autres tiers elle n'en présente aucune.

Dans ces fractures sans déformation, si fréquente dans l'âge avancé, sur quelques signes dès lors reposera le diagnostic ?

La crépitation ? Dans 17 de nos observations où on en parle, c'est pour la rejeter 6 fois, le déclarer 8 fois obscure ou douteuse, et ne l'admettre que dans 3 cas seulement. Ce n'est là du reste qu'un fait admis par les auteurs ; et Hugier, dans ses cliniques, Gazette médicale 1842, p. 158, donnait du peu de constance de ce symptôme l'explication suivante, parfaite de tous points : Il faisait comprendre, qu'on a peu de prise sur le fragment inférieur long à peine de 2 cent., entouré d'une foule de tendons qui le brident et le dérobent de toutes parts à la palpation ; que de plus on avait à frotter l'une contre l'autre, pour en obtenir un son sec, deux portions de tissus spongieux, la plupart du temps séparées par du sang ou tout autre liquide épanché ; et tout cela, à travers une tuméfaction assez grande des tissus. Remarquons de plus que ces causes sont réunies chez le vieillard avec leur maximum d'effet.

Pour les mêmes raisons (exiguïté du fragment inférieur) et pour d'autres encore, dont nous parlerons plus loin, (conservation constante du périoste en arrière), etc. La mobilité anormale est assez rare. Nous entendons parler ici de cette mobilité anormale ordinaire, consistant dans des mouvements de translation du fragment dans les sens latéraux et antéro-postérieur.

Quoique moins inconstante, l'ascension de l'apophyse styloïde ne peut toujours venir en aide ; sur 9 fois, on a, dans les précédentes observations, attiré l'attention sur ce point, elle n'existait que 6 fois, une fois elle était déclarée douteuse, deux autres fois absente.

En somme, nous ne voyons que deux symptômes absolument constants : l'un moins important, c'est la douleur limitée à une certaine distance au-dessus de l'articulation, l'autre qui a presque la valeur d'un signe pathognomonique. Nous avons nommé le signe de Malgaigne décrit plus haut (page 38) qui permet souvent seul d'affirmer le diagnostic.

Résumé. Il est de règle d'observer la déformation caractéristique sur les sujets de 20 à 40 ans, dans les fractures que nous étudions : Elle ne manque que 5 fois sur 100. En présence de ces exceptions où le diagnostic est épineux, on devra toujours, avant d'admettre la fracture, surtout si la chute a eu lieu sur le dos de la main, éliminer les arrachements plus ou moins grands de la facette articulaire radiale. Après 50 ans on ne comptera plus sur ce symptôme et cela plus particulièrement chez la femme après 60 ans, où on le voit à peine dans le 1/3 des cas. Ainsi prévenu, le diagnostic est plus facile : mais dans tous les cas de fractures sans déformation en Z ou en dos de fourchette, chez l'adulte comme chez le vieillard, la lésion sera toujours démontrée par cette mobilité spéciale qu'à indiquée Malgaigne et qui consiste comme nous l'avons dit dans la possibilité de courber, d'infléchir l'os et de le rendre concave en bas et en arrière.

Troisième Partie

L'observation seule est souvent impuissante à produire la conviction. La satisfaction de l'esprit est incomplète, tant qu'échappe la cause des faits observés ; mais leur raison d'être une fois connue, c'est une démonstration nouvelle qu'on produit ; c'en est la garantie et en quelque sorte la consécration. C'est pourquoi, après avoir déterminé les circonstances qui accompagnent l'absence ou la présence de la déformation qui nous occupe ; après en avoir tiré des données cliniques utiles, nous devions dans cette troisième partie, rechercher la raison de ce fait, la cause qui explique sa constance dans certains cas, son absence dans certains autres.

Pour y arriver, nous n'avions que deux moyens : 1° Les nécropsies sur lesquelles nous nous appuierons le plus possible ; outre qu'elles sont rares, on ne peut les provoquer à son gré. 2° L'expérimentation nous a servi plus efficacement. Mais avant de pousser plus loin, donnons une idée générale des résultats auxquels elle nous a conduit ; nous réservant de les développer, si c'est nécessaire, dans le courant de la discussion.

Nous avons répété les procédés de nos prédécesseurs. Nous en avons imaginé d'autres. Dans tous ces cas, indépendamment du résultat anatomique : forme, siége de la fracture, pénétration, etc., nous nous sommes attaché, autant que cela a été possible, à obtenir des résultats numériques exprimés par le dynamomètre ou un calcul très-simple : ils étaient plus précis et pouvaient se comparer entre eux.

I. — *Dans une première série*, nous avons eu recours au procédé de Nelaton, si heureusement modifié par M. Lecomte. Ce chirurgien en effet, ayant présent à l'esprit ce fait que c'est particulièrement le cubitus et non le radius qui s'articule avec l'os du bras, faisait remarquer qu'en agissant comme Nélaton, c'est-à-dire en frappant également sur les 2 os on ne se plaçait pas dans les conditions naturelles. Il amputait donc bras au-dessus du coude ; et, la main reposant sur le sol, à angle droit avec l'avant-bras, l'avant-bras lui-même bien perpendiculaire au sol, il faisait porter le choc sur l'extrémité inférieure de l'humérus.

Sur 8 avant-bras préparés de cette manière, frappant avec un merlin de 5 kilogr. nous n'avons pu obtenir que 5 fois la pénétration des fragments ; elle a manqué 3 fois : 1° sur une femme de 40 ans, où nous avons dû employer une très-grande force. 2° Ce même résultat fut plus facile à obtenir sur une femme de 61 ans et 3° une autre de 78 que nous avons fait dessiner (v. fig. 5 p. III) parce qu'elle montre qu'il n'y a pas eu la moindre pénétration, qu'elle présente un type particulier de fracture que M. Lecomte appelle conchoïde alterne et que Woillemier a dû prendre pour la pénétration réciproque. Dans les 5 autres cas, 4 fois nous avons vu la fracture étoilée.

Mais ce procédé est défectueux ; il est d'abord difficile de maintenir le bras bien perpendiculaire au sol, le membre s'incline sous le choc, et cela d'autant plus que cette inclinaison rend la fracture plus facile ; de plus, le choc ne peut se mesurer, car on imprime au merlin une vitesse inconnue. Enfin, on obtient un résultat brutal, il faudrait pouvoir agir progressivement ; ainsi seulement on verra si la pénétration n'est pas postérieure à l'arrachement. Tel fut notre but en soumettant 11 avant-bras, préparés et placés comme précédemment, à l'action d'une vis de pression (un serre-joints de menuisier est pour cet usage un excellent instrument), un dynamomètre, placé entre l'avant-bras et la vis, nous donnait, à chaque instant, la mesure de la force employée.

Nous avons pu constater ainsi que 4 fois sur 11 il n'y avait pas pénétration et, encore, sur ces 7 cas de pénétration, était-elle 4 fois très-légère en arrière, 3 fois seulement nous avons remarqué l'éclatement du fragment inférieur, l'apophyse styloïde cubitale fut brisée 2 fois.

Sur les 4 cas contraires à la théorie de Nélaton, 2 fois sur des femmes de 75 à 83 ans, la fracture fut simple et transversale ; le dynamomètre marquait 93 kilogr., 2 autres fois sous des pressions de 90 et 110 kilogr., nous observâmes fracture du cubitus (femme de 64 ans), fracture du radius au tiers supérieur (femme de 69 ans).

En somme, difficulté et grande force pour produire par ce moyen la lésion (moyenne, 100 kil.). Même dans ces circonstances choisies par Nélaton, la pénétration, la fracture même n'est pas constante (1).

II. — *Dans une seconde catégorie de faits*, nous avons imité MM. Lecomte et Tillaux qui, leurs doigts entre-croisés avec ceux de la main en expérience, arrachaient l'extrémité inférieure de l'os par un mouvement forcé d'extension. A cela, nous n'avons fait qu'ajouter l'emploi du dynamomètre ; l'une des lames du ressort reposait au niveau de la base des doigts et nous pressions sur l'autre.

C'est ainsi que, sur 34 femmes de 60 à 90 ans, nous obtenions la fracture avec une moyenne de 23 kilogr. (12 au minimum).

Sur 14 hommes, dans les mêmes conditions d'âge, la moyenne s'éleva à 38 kilogr.

Enfin, sur 32 radius d'hommes et femmes de 18 à 50 ans,

(1) Pour constater cette absence de pénétration, il faut cesser la pression juste au moment où la fracture se produit, et c'est assez difficile de reconnaître ce moment précis.

il fallait 50 kilogr. en moyenne ; il s'est présenté des cas où 100 kilogr. étaient à peine suffisants.

Dans l'immense majorité des cas, nous obtenions facilement la fracture ; ce résultat était constant après 60 ans. Chez un jeune homme cependant, et même sur un sujet de 58 ans, avec des pressions de 60 à 100 kilogr. nous n'avons pu, dans 4 cas, produire qu'une déchirure, soit des ligaments qui relient le semi-lunaire au grand os avec subluxation de ce dernier, soit de ceux qui vont du trapèze à la seconde rangée ; mais jamais les ligaments radio-carpiens antérieurs ne cédaient.

6 fois sur des sujets de 15, 18, 23 ans, nous avons décollé l'épiphyse ; sur des enfants de moins de 10 ans, nous n'obtenions aucun résultat.

Nous avons observé toutes les formes de fracture décrites par M. Lecomte ; le plus souvent le trait était transversal, quelquefois on pouvait reconnaître les traces d'une légère pénétration en arrière. Lorsque la déviation de la main en dehors était évidente, le plus souvent, comme l'a signalé M. Verneuil, le ligament triangulaire était déchiré. Jamais, quel que soit le déplacement du fragment inférieur, nous n'avons vu le périoste déchiré en arrière.

Attirons enfin l'attention sur une forme rare du fragment inférieur, ressemblant de tous points aux deux cas décrits par M. A. Cordon sous le nom de *fractures articulaires*, et par M. Guérin dans la IVe observation de sa thèse (v. plus haut, p. 29 et 37).

Nous l'avons notée 6 fois sur 50 de ces expériences. Le trait qui sépare les 2 fragments est oblique : il commence au tiers interne de la facette articulaire pour remonter vers le bord externe de l'os et finir à 1 ou 2 cent. au-dessus de l'interligne articulaire. Ce fragment carpien affecte, en un mot, la forme d'une pyramide à base externe, à sommet interne. Ce qui nous avait surtout frappé dans ce cas, c'est la difficulté que nous avions à produire la déformation en dos de fourchette, qui, malgré tous nos efforts, restait moins apparente qu'à l'ordinaire, surtout si on regardait l'avant-bras du côté interne. Après la dissection, l'aspect de ce fragment inférieur pyramidal nous en donnait la raison ; il nous expliquait aussi la forte abduction de la main que nous observions dans ces circonstances, car ce fait rentre dans la règle tracée par M. Verneuil.

En somme, ce moyen de produire la fracture est beaucoup plus facile que celui employé dans la 1re série, et cette facilité croît avec l'âge.

III. — *Notre troisième groupe d'expérienees* est assez semblable à ce qu'avait pratiqué M. Lopez, mais, au lieu de laisser le radius encore relié au carpe par ses ligaments, nous avons voulu l'isoler plus complètement, et ce n'est qu'après l'avoir entièrement dépouillé de toute enveloppe musculaire ou fibreuse, que nous soumettions l'os à des chocs, afin de déterminer quelle en est la partie la plus faible. M. Lopez avait remarqué que c'est le plus souvent vers le tiers moyen que se produisait la solution de continuité, c'est ce qu'il avait vu 13 fois sur 18. C'est aussi notre avis, mais nous sommes persuadé que si M. Lopez avait noté l'âge des sujets, sur le radius desquels il opérait, les 5 exceptions qu'il signale appartiendraient toutes à des vieillards : c'est ainsi que, sur 19 radius, où nous avons pratiqué la même expérience, nous avons vu sur 6 d'entre eux, pris à des sujets de 23 à 35 ans, 6 fois la fracture se faire au tiers moyen ; 1 fois la tête se brisa peu à peu sous des chocs répétés, 12 fois sur des femmes de plus de 60 ans, la fracture eut lieu à l'extrémité inférieure , dans 4 de ces cas elle fut nette au lien d'élection. 2 fois le trait principal s'étendait très-obliquement du milieu de la facette articulaire pour remonter très-haut, à 5 ou 6 centimètres, et gagner dans le premier cas, la face antérieure, dans le second la face postérieure de l'os ; 6 fois, enfin, c'est une sorte d'effondrement ou plutôt de tassement de l'extrémité inférieure que nous avons eu sous nos yeux ; des lamelles périphériques de tissu compacte se groupaient autour de l'os, en se recouvrant comme des écailles de poissons ; la longueur de l'os diminuait de quelques millimètres.

Un fait bien important, suivant nous, s'est constamment produit dans ces cas sous l'influence de chocs, dont nous augmentions progressivement la force ; toujours avant la production de la fracture nous pouvions apercevoir sur la facette articulaire, et cela plus particulièrement vers le rebord postérieur, une foule de petites lézardes de quelques millimètres à peine, qui permettaient l'aplanissement de cette facette, dont tous les points arrivaient à porter sur le sol ; c'est alors seulement, qu'ainsi affermi, reposant sur une base désormais solide, l'os finissait par se rompre. Nous montrerons plus loin combien cette observation est contraire à la doctrine de Voillemier.

Donc, avec l'âge, change le point de plus faible résistance du radius: primitivement à sa partie moyenne, il se reporte, dans l'âge mûr, à son extrémité inférieure.

IV.— C'est le mouvement de flexion forcée que nous avons interrogé dans notre 4ᵉ *catégorie d'expériences ;* cela était d'autant plus intéressant que les cliniciens l'invoquaient comme cause de fractures, tandis que la plupart des expérimentateurs, Bonnet, Lecomte, Tillaux (1), le regardaient comme impuissant à la produire.

Sur 20 poignets, où nous avons dans la flexion dépassé les limites physiologiques :

(1) Cet auteur voit la confirmation de son opinion dans ces deux faits : 1° faiblesse des ligaments radio-carpiens post. ; 2° siége du mouvement de flexion de la main, non dans l'art. du poignet, mais dans l'art. médio-carpienne. Cette dernière raison est tout au moins contestable.

4 fois nos efforts ont été vains sur des enfants de moins de 10 ans (c'est ce qui était aussi arrivé pour l'extension).

Sur un garçon de 14 ans, nous avons vu à droite : déchirure des ligaments qui réunissent la 2e rangée du carpe aux métacarpiens, avec arrachement d'une faible partie de l'os crochu et du trapézoïde ; à gauche, arrachement incomplet de l'épiphyse.

3 fois sur des sujets de 23 à 30 ans, c'est l'apophyse pyramidale du 3e métacarpien qui a été arrachée.

Sur des femmes de 60 et 64 ans, nous avons encore vu l'arrachement de l'apophyse pyramidale du 3e métacarpien, la déchirure des ligaments qui relient entre elles les deux rangées du carpe avec fracture du pyramidal.

Sur les 9 autres sujets, femmes de plus de 60 ans, le radius a été intéressé ; nous avons observé 3 arrachements du rebord postérieur da la face articulaire dans une étendue de 1 à 4 cent. Dans un de ces cas, cet arrachement était accompagné de fracture de l'os crochu. 4 fois, la lésion a porté plus haut, dont 3 consistaient en un arrachement incomplet de l'extrémité inférieure de l'os, révélée par une fissure transversale de quelques centimètres d'étendue ; le 4e cas était une séparation presque complète de la moitié externe du radius comme on pourra le voir (fig. 8, planche IV). Enfin, sur une femme de 84 ans et sur les 2 radius d'une autre de 93 ans, c'est une véritable fracture que nous avons constatée. Dans les deux premiers faits, le trait était simple, transversal ; dans le dernier que nous avons fait dessiner à cause de son intérêt (v. planche IV, fig. 7), il y avait plusieurs fragments. C'est pour n'avoir pas expérimenté sur des sujets aussi avancés en âge que Bonnet et Lecomte avaient déclaré la fracture impossible par ce mouvement de flexion.

— En résumé, le radius reste indemne et résiste à tout dans l'âge adulte ; peu à peu, c'est son rebord postérieur puis sa face externe qui cède ; enfin, ce n'est qu'exceptionnellement après 80 ans qu'on produit la fracture. Ici, l'influence de l'âge est plus frappante encore que dans les séries précédentes.

V.—Nous avons voulu enfin nous rapprocher le plus possible de ce qui se passe chez le vivant dans une chute sur la paume de la main. C'est pourquoi, *dans notre* 5e *groupe*, nous avons, à l'aide d'appareils silicatés, immobilisé les bras de nos sujets dans l'extension, le membre faisant avec le corps un angle à peu près droit, l'épaule et le coude solidement maintenus dans la rectitude par l'appareil et les attelles, puis, la rigidité cadavérique aidant, le sujet était maintenu quelques instants debout dans la station, après quoi, on le laissait tomber sur les mains, soit fléchies, soit étendues, suivant le cas.

Ces expériences difficiles, qui exigent beaucoup de patience et de temps, n'ont pu être répétées que 3 fois. Elles nous ont néanmoins donné des résultats satisfaisants. Elles ont eu surtout cet avantage de nous permettre de voir ce qui se passait; d'assister à la production de la solution de continuité; d'en analyser les différents temps, d'examiner les mouvements de la main et d'en constater après le choc, les rapports avec la face dorsale de l'avant-bras.

I. — Ainsi, sur une femme de 73 ans (hauteur du pubis au sol 0,80, poids, 56 kilogr.), tombée de sa hauteur (résultat seulement à la 2e chute), la main, après un mouvement d'extension forcée que nous avons vu s'effectuer, était en contact avec la face dorsale de l'avant-bras. Le trait de la fracture ne différait en rien de ce que nous produisions par l'arrachement simple; elle était conchoïde alterne; ligament triangulaire déchiré; abduction; apophyse styloïde cubitale arrachée.

II. — Femme de 69 ans (poids, 58 kilogr., hauteur du

pubis, 0,83). Les deux avant-bras immobilisés, le gauche dans la flexion, le droit extension. Chute de sa hauteur, main dans la même situation que précédemment; à droite, fracture sans pénétration ; à gauche, avec fracture du scaphoïde, on voit sur la face postérieure du radius à 1 centimètre de l'interligne articulaire, le point de convergence d'où partent trois fissures profondes de 2 à 3 centimètres d'étendue, se dirigeant l'une obliquement, l'autre transversalement sur la 3e verticale.

III. — 78 ans, femme, 53 kilogr., hauteur du pubis, 0,79, chute d'une table anatomique, l'extrémité radiale a éclaté en 3 morceaux.

— Le point le plus important de ce dernier groupe, c'est la production que nous avons constatée, pendant la chute, de ce mouvement d'hyperextension qu'avait signalé M. Lecomte.

En somme, ces 5 séries d'expériences peuvent être résumées par cette loi qui a régi tous ces faits : *plus l'âge est avancé, plus est grande la facilité à produire la fracture.*

A l'aide de ces matériaux, nous basant sur les observations précédentes, et avec l'appui des autopsies qui nous sont connues, nous allons pouvoir résoudre les questions que nous nous sommes posées.

Dans la jeunesse et l'âge adulte, en premier lieu, les conditions de présence et d'absence de la déformation en dos de fourchette nous seront faciles à indiquer :

Tant que l'épiphyse n'est pas soudée au corps de l'os, mais surtout de 10 à 15 ans, si la déviation des axes de l'avant-bras et de la main n'est pas apparente, c'est que le décollement de l'épiphyse est incomplet. Nous avons vu, en effet, que s'il ne reste aucun lien fibreux pour réunir l'épiphyse à la diaphyse, la déformation se produit forcément, commandée pour ainsi dire par la forme des deux fragments : convexité du supérieur, concavité de l'inférieur. Cette configuration nécessite, sous l'effort du choc, rend inévitable même, le glissement en arrière et en haut du fragment carpien.

La cause est, au fond, la même de 20 à 40 ans. Nous avons vu qu'à cet âge, la résistance du radius est 3 fois plus considérable qu'à 60 ans, une chute grave est donc, dans ce cas, nécessaire pour briser l'os; c'est ce que nous a montré la clinique, dans tous les cas de M. Gaugeot, dans nos 120 observations, la force fracturante a été considérable. Cette force n'est pas de suite épuisée, et continuant son action, elle entraîne le fragment inférieur en haut et en arrière. Les chutes ordinaires n'ont pas d'effet : alors, il est bien rare que cette force fracturante atteigne juste le degré nécessaire à produire l'arrachement de l'extrémité radiale, sans être assez considérable pour dépasser le but et déplacer l'une des parties de l'os. C'est ce qui ne s'est réalisé que dans quatre de nos observations. Ajoutons enfin que dans les cas rares qui n'admettraient pas cette explication, la cause du peu de déformation sera trouvée, suivant nous, dans une forme spéciale du fragment inférieur, forme vue 2 fois par A. Cordon, signalée dans l'observation IV de la thèse de M. Guérin, constatée 6 fois enfin par nous-même dans nos expériences (v. p. 56). On comprend, en effet, comment ce fragment triangulaire à base externe, n'intéressant ordinairement que la moitié ou les deux tiers externes de l'extrémité du radius, est impuissante à dévier en totalité l'axe de l'avant-bras, surtout si on cherche à constater la déformation en regardant le membre par son côté interne.

Si donc, chez un adolescent, la lésion n'est pas accompagnée de déformation en Z, c'est qu'on a affaire à un décollement incomplet de l'épiphyse.

Si chez un adulte on a bien et dûment constaté le fait rare de la fracture sans déformation, c'est que la plupart du temps, la chute aura été peu considérable, mais suffisante cependant pour produire un arrachement incomplet ; ou enfin et plus rarement, c'est que le fragment carpien affecte cette forme triangulaire spéciale que nous venons de signaler.

— Mais arrivons à la question principale de ce chapitre, pour la résolution de laquelle surtout, ont été faites les expériences précédentes :

A quelles causes rapporter la fréquente absence de la déformation caractéristique, dans la fracture de l'extrémité inférieure du radius chez le vieillard, et cela principalement chez la femme de plus de 60 ans.

Quatre ordres d'influences possibles se présentent naturellement à l'esprit.

I. Tout d'abord, il faut examiner, si l'une des théories émises sur le mécanisme des fractures de l'extrémité inférieure du radius, ne viendrait pas nous fournir l'explication que nous cherchons? La pénétration primitive, comme le comprend Woillemier, ne s'appliquerait-elle pas plus particulièrement à notre ordre de faits ? et cette théorie qui perd du terrain, qu'on ne considérera bientôt plus que comme une exception, ne viendrait-elle pas nous rendre raison des exceptions que nous avons signalées ?

II. — Ou bien, dans un deuxième ordre de faits, la pénétration ne viendrait-elle pas, comme phénomène secondaire, immobiliser, plus particulièrement chez le vieillard, des fragments qui allaient se déplacer sous l'effort de l'arrachement ?

III. — Ne pourrait-on pas, en 3° lieu, trouver dans le siége de la fracture, sa forme, une explication suffisante du peu de déplacement observé?

IV. Ou ne serait-ce pas enfin dans la différence de texture de l'os suivant l'âge, dans la proportion différente des tissus spongieux et compactes, dans la raréfaction aréolaire de l'os à la fin de la vie, que résiderait la cause principale, l'explication que nous cherchons ?

I. — Quant à la première question, on voit combien nos expériences lui sont contraires; et après les nombreux et irréfutables arguments que M. Lecomte Sir R. W. Smith, d'autres encore ont accumulés contre la pénétration, nous nous bornerons à faire ressortir ici quelques points qui découlent des résultats que nous venons de donner.

Et d'abord, il nous semble qu'on n'a pas assez fait ressortir, combien les expériences de M. Lopez que nous confirmons, étaient en contradiction avec la théorie de Woillemier.

Le radius, dépouillé de ses parties molles, cède dans son milieu, si on le frappe à son extrémité supérieure. Comment peut-on penser que l'os, dans ses rapports anatomiques normaux, va, non pas seulement se briser, mais encore se penétrer à sa partie inférieure, alors qu'en ce point, un périoste si épais le protége, des gaînes tendineuses si fortes le renforcent; quand enfin, la résistance ainsi augmentée, la puissance se trouve alors divisée, décomposée par les petits os de la voûte carpienne.

C'est, il est vrai, à l'extrémité inférieure que (dans notre 3e groupe d'expériences) l'os se brise chez le vieillard : mais ce n'est pas la pénétration vraie que nous avons observée, c'est une sorte de tassement, de condensation, ce n'est que la pénétration moléculaire des tissus spongieux des deux fragments.

Nous avons vu de plus (par nos expériences de la 1re série), que, même dans les circonstances où se plaçait Nélaton, on n'obtenait pas toujours le résultat que ce chirurgien déclarait constant. La vis de pression, que nous avons employée, nous a permis, dans les cas où se montre cette pénétration, de décomposer ce résultat, et nous a fait voir que dans ces circonstances, ce phénomène n'était que secondaire, postérieur à l'arrachement. M. Lecomte, du reste, était arrivé à la même conclusion surtout par la voie du raisonnement.

Comparons, en outre, la force nécessaire à produire la fracture par le procédé de Nélaton, et la force qui suffit par le procédé de M. Lecomte : nous aurons 100 à 150 kilogr. d'un côté, et à peine 20 à 25 de l'autre (car il s'agit de vieillards dans les 2 cas), et nous pourrons dire que l'arrachement est de beaucoup plus facile dans le second cas que dans le premier ; mais cet arrachement par l'extension forcée ne l'avons-nous pas vu se produire sous nos yeux, dans notre 5e catégorie d'expériences : lorsque, après avoir laissé omber le sujet de sa hauteur, nous voyons la main se placer brusquement à angle droit sur l'avant-bras, puis se renverser tout à fait, et sa face dorsale venir toucher la face postérieure de l'avant-bras ?

Enfin, le point fondamental de la doctrine de Voillemier est inexact. Suivant cet auteur, le rebord postérieur et externe de la facette articulaire du radius, descendant plus bas que le reste de cette extrémité, supporte toute la pression dans les chutes ; dès lors, c'est lui qui détermine le trait de séparation à la face postérieure de l'os, puis un mouvement d'ascension en arrière du fragment inférieur ; c'est grâce à ce rebord, que fracture et pénétration se produisent. Qu'avons-nous vu de notre côté ? rien de semblable. N'avons-nous pas noté, au contraire, dans tous les cas de notre 3e série, au niveau du rebord en question, sur la facette articulaire, l'apparition d'une foule de petites crevasses, fissures de peu d'étendue, qui permettaient à l'extrémité inférieure de s'aplanir, de faire reposer tous ses points sur le sol, et d'annuler enfin ce rebord postérieur. C'est seulement quand il avait été refoulé sur le plan de la face articulaire, c'est seulement quand il n'existait plus que se produisait la fracture. Il ne peut donc servir de fondement à aucune explication.

On le voit, nous sommes forcé de nous ranger de l'avis de MM. Lecomte et Tillaux, et, la pénétration primitive n'existant pas, nous ne pouvons en faire l'explication de quoi que ce soit.

II. Mais la question n'est que reculée. Cette pénétration secondaire ne s'observerait-elle pas plus particulièrement chez les vieillards, et ne s'opposerait-elle pas chez eux au déplacement des fragments Si nous n'entendons ici parler non de ce tassement de l'extrémité inférieure, dont nous avons fait mention dans notre IIIe groupe d'observations, mais de la pénétration vraie qui se révèle anatomiquement par l'enclavement du fragment supérieur dans l'inférieur et quelquefois même l'éclatement de ce dernier, notre réponse est facile. Remarquons d'abord qu'elle est un peu plus rare qu'on ne croit; et, qu'il s'agisse d'adulte ou de vieillard, il faut pour la produire une chute assez considérable. On voit dans nos expériences combien elle a été inconstante dans tous les cas, bien que plus fréquente chez l'adulte. Elle était loin d'être rare dans l'âge plus avancé. En un mot, nous ne pouvons baser sur elle aucune explication.

III. Il en sera de même pour la troisième question. Nous avons observé les siéges de fractures les plus variables dans les limites de la facette articulaire jusqu'à 4 centimètres au-dessus; nous avons rencontré toutes les nombreuses formes du trait de la solution de continuité, tous les aspects différents qu'ont décrits les auteurs, et sans remarquer qu'elle soit plus fréquente à un âge, telle autre à tel autre âge. Rendons ici justice à M. Lecomte. C'est lui qui, le premier, a jeté un peu d'ordre dans ce chaos de descriptions si diverses, les a ramenées à ces types principaux que nous avons reconnus dans nos expériences, et en a tiré des conséquences si justes et si favorables à sa théorie. Ajoutons que son mémoire de 1861 n'est qu'une ébauche de ses idées sur ce point et qu'un travail plus général sur la forme qu'affectent les fractures voisines des extrémités des os, ne tardera pas à paraître.

IV. Nous avons enfin recherché si la constitution anatomique de l'extémité inférieure du radius, différente au milieu et à la fin de la vie, ne nous donnerait pas l'explication que nous cherchons. C'est ce que nous sommes porté à croire.

La raréfaction des aréoles osseuses dans la vieillesse, si connue, si féconde en applications pathologiques pour la tête du fémur, n'a pas, à notre avis, été assez remarquée pour l'extrémité inférieure du radius. Qu'on jette donc les yeux sur notre première planche, qu'on compare les deux coupes que nous y avons fait représenter ; qu'on examine, d'une part, ce radius de 24 ans, qui a résisté à nos tentatives de fractures par extension ou par flexion ; qu'on remarque cette moelle rutilante, pleine de vie, étroitement emprisonnée dans les mailles serrées d'un tissu spongieux riche et abondant, enveloppé lui-même de toutes parts par des lames compactes épaisses se continuant, malgré l'assertion contraire de Woillemier, jusqu'à la facette articulaire. Qu'on regarde à côté, le radius d'une femme de 78 ans ; on sera frappé de l'aspect blafard de la coupe, de la teinte jaunâtre, huileuse, de cette moelle, dans laquelle semble se dissoudre une dentelle à larges jours, nous voulons dire un tissu aréolaire à cavités spacieuses, d'une ténuité infinie, se confondant avec une coque périphérique, aussi peu compacte que lui-même. Toutes les coupes faites dans ces mêmes conditions nous ont présenté le même aspect. Ajoutons que chez l'homme de 60 ans, comme cela arrive du reste pour le fémur, la raréfaction n'atteint jamais le degré où elle arrive chez la femme.

Cette raréfaction a une grande importance : c'est elle qui explique la diminution graduelle, croissante avec l'âge, que nous avons observée dans la résistance de l'os.

N'avons-nous pas vu, dans nos expériences sur le mouvement d'extension, le radius qui, chez l'adulte, supportait souvent sans se rompre une pression de 60 kilogrammes, céder à 20 kilogrammes chez la femme âgée ?

N'avons-nous pas constaté, d'une manière plus frappante encore, dans nos expériences sur le mouvement de flexion, une gradation plus marquée : l'os, qui résiste toujours chez l'adulte, se fissure, s'arrache en partie chez le vieillard, finit par se fracturer complètement à 84 et 93 ans.

N'est-ce pas cette même cause, qui explique encore le siége différent de la fracture d'adulte, dans les expériences de M. Lopez, et sur l'os de vieillard dans nos propres constatations, au milieu de l'os dans le premier cas, à l'extrémité inférieure dans le second.

C'est donc cet état particulier de raréfaction des tissus osseux, arrivé à son maximum après 60 ans, qui cause la diminution de résistance de l'extrémité radiale graduellement croissante avec l'âge. C'est cette diminution de résistance qui explique, suivant nous, tous les symptômes de la fracture chez le vieillard et notamment l'absence ordinaire, dans ce cas, de la déformation en dos de fourchette. C'est là, en un mot, la cause que nous cherchions.

Par suite de ce peu de résistance, en effet, une chute simple, sans violence, (cause très-fréquente de fracture, comme on peut le voir dans nos observations,) suffit à déterminer dans ce cas la rupture de l'os ; mais cette force n'est que juste suffisante et tout entière épuisée par ce travail ; il n'y a pas d'excès pour produire le déplacement, et, avec lui, le dos de fourchette. La difficulté de la production de ce déplacement est augmentée encore par cette circonstance, dépendante tout entière de la fragilité des extrémités fracturées : au niveau du trait de fracture, les aréoles se brisent, se tassent, se condensent et augmentent l'union des fragments.

C'est grâce encore à cette diminution de résistance que, chez le vieillard seulement, le mouvement de flexion ou une chute sur le face dorsale de la main suffit à arracher l'extrémité radiale, arrachement presque toujours incomplet et, par conséquent, sans déformation du membre.

On sait enfin que plus diminue la force de résistance de l'os, par suite de la raréfaction, plus augmente la force des liens fibreux, par suite des dépôts calcaires, si fréquents dans la veillesse. Or, d'après M. Verneuil, c'est de la résistance du fibro-cartilage triangulaire qu'il faut triompher pour produire la déviation des axes de l'avant-bras et de la main. A cet âge, nous avons rarement observé la déchirure de ce ligament ainsi renforcé. Nous voyons donc, là encore, un nouvel obstacle à la production de la déformation après 60 ans.

Si plus rarement la déformation s'est produite, nous avons vu qu'elle tenait à une chute relativement plus grave, ou accessoirement à un défaut de soin et d'immobilisation du membre. C'est ainsi que chez l'homme, à cet âge, la fracture est plus souvent accompagnée de sa déformation caractéristique, parce que le radius est plus résistant, moins raréfié que chez la femme.

CONCLUSIONS

Arrivé au terme de notre travail, nous pouvons nous résumer ainsi :

La déformation caractéristique, dans les fractures de l'extrémité inférieure du radius, a des rapports constants avec l'âge des malades.

Tant que l'épiphyse n'est pas soudée au corps de l'os, on ne l'observe guère dans plus de la moitié des cas. De 20 à 40 ans, sa fréquence est la règle, à peine 5 exceptions sur 100. Peu à peu cette fréquence diminue avec les progrès de l'âge : après 60 ans, on ne rencontre plus qu'exceptionnellement la déformation caractéristique, surtout chez la femme, où elle n'est apparente que 11 fois sur 30.

La raison des oscillations dans la fréquence de ce signe repose tout entière sur la différence de résistance de l'os suivant l'âge. Ce phénomène concorde et explique toutes les données cliniques. C'est une puissance considérable (50 à 60 kilog. par l'arrachement) qui est nécessaire pour vaincre, chez l'adulte, la cohésion d'une extrémité osseuse presque entièrement formée de tissu compacte. La solution de continuité produite, la force fracturante, continue son action et déplace les fragments. C'est là la règle : l'exception se trouve dans les conditions inverses où une force médiocre atteint juste le degré suffisant pour produire un arrachement incomplet sans déplacement. Peut-être cette forme particulière et rare, signalée par A. Cordon, que nous avons retrouvée 6 fois dans nos expériences, doit-elle entrer en ligne de compte pour expliquer quelques faits de cette catégorie.

Dans l'âge avancé, et surtout chez la femme, ce n'est ni la pénétration primitive (théorie inadmissible), ni la pénétration secondaire, ni le siége particulier ou la forme spéciale de la fracture, qui peut fournir l'explication de l'absence de ce symptôme précieux : mais c'est encore la diminution considérable de la résistance du radius à cet âge (20 kilog. seulement), 3 fois moindre que chez l'adulte. Diminution de résistance qu'explique la raréfaction de l'extrémité radiale et d'où nous avons pu tirer les trois conséquences signalées page 68.

Le clinicien, en conséquence, devra tenir compte de ces prédispositions d'âge, s'attendre à la déformation chez l'adulte, ne plus y compter dans un âge plus avancé et surtout chez la femme ; mais dans les cas d'absence de ce phénomène précieux, les difficultés du diagnostic seront toujours tranchées par trois signes constants et suffisant :

1° La douleur limitée au-dessus de l'interligne articulaire ;

2° Apophyse styloïde radiale remontée (mais toujours comparer avec le poignet sain, car il n'est pas très-rare que normalement l'apophyse styloïde cubitale soit plus élevée que celle de l'autre côté);

3° Cette mobilité anormale particulière qu'a indiquée Malgaigne. (Ce procédé ne doit être employé qu'avec réserve).

INDEX BIBLIOGRAPHIQUE

AVICENNE. — Traduction de Cremone, in-folio, Avicennæ medicorum araborum principis liber. Canonis caput, 17, 20, 10, pages 819 et 910.

ANGER BENJAMIN. — Atlas de chirurgie, t. V (Cliniques de Strasbourg).

BELLOSTE. — Chirurgien d'hôpital, 1734.

BOUCHET. — Luxation du poignet, 1834, thèse, p. 12.

BLANDIN. — Abeille médicale (cliniques), 1848, p. 309.

BOYER et RICHERAND. — Maladie des os, p. 161.

BOYER. — Dictionnaire des sciences médicales, 1820, t. XLVII, p. 25.

BONNET (de Lyon). — Maladies des articulations, 1845, t. II, p. 617 et 618.

CELSE. — Liber VIII.

COOPER ASTLEY. — Edition Richet, p. 184, 1822.

A. CORDON. — Treatise on the fractures of the lowered of the radius, 7 septembre 1875 (London, Gurchill).

DUSEVEL. — Thèse, 1855.

DUPUYTREN. — Lancette française, 1829, p. 286. Leçons orales de cliniques, p. 145, 2e édition, 1820.

DELASIAUVE. — L'Expérience, 1843.

DUVERNAY. — Maladies des os, 1751, p. 315.

DESAULT. — T. III, p. 142, Journal de chirurgie.

DIDAY. — Mémoire, Archives de médecine, t. XIII, p. 141, 1837.

FABRICE DE HILDEN. — 1669.

FOUCHER. — 1852, Bulletins de la Société anatomique, 189, 454, 619 ; 1854; 236, 268, 335.

GALIEN. —Commentaire IV, in Libro de articulis.

GOYRAND. — Gazette médicale, 1832, p. 664, et Gazette hebdomadaire, 1836 (Mémoire sur les fractures de l'extrémité inférieure du radius).

GALAND. — Thèse inaugurale, 1834, (observation de Roux)

GILLETTE. — Union médicale, 4 septembre 1875.

GUÉRIN. — Thèse: Quelques considérations sur les fractures de l'extr. inf. du radius, 1873.

GARENGEOT. — 1731.
GOSSELIN. — Cliniques, t. I, p. 402.
HOUEL. — Manuel d'anatomie pathologique, p. 108.
HERBELIN. — Mécanisme des fractures de l'extrémité inférieure du radius, 1875.
HUGIER. — Gazette médicale, 1842, p. 158.
HIPPOCRATE. — Ed. Littré, t. III, § 4, p. 429, t. I, p. 316.
HEVIN. — T. I, p. 841, 1785.
HAMILTON. — Practical treatise on fractures on dislocations, hosting's. Philadelphie, 1871, p. 275.
JOHNSTON. — Bulletins de la Société anatomique, 1839, p. 189.
JACQUART. — Gazette des hôpitaux, octobre 1842.
JARJAVAY. — Thèse inaugurale, 1846.
LOPEZ. — Th. 1860, p. 30. Du rôle du ligament interosseux.
LECOMTE. — Archives de médecine, t. XVI et XVII, 1861.
MALGAIGNE. — Luxation du poignet. Gazette médicale, 1832, p. 730 et suivantes.
DE LA MOTTE. — Traité complet de chirurgie, t. II, p. 480.
MALGAIGNE. — Traité des fractures et luxations, 1847, t. I, p. 603.
NÉLATON. — 1844, p. 741, t. I. (Pathologie).
ORIBASE. — T. V, traduit du grec par Daremberg.
PALETTA. — Exercitationes anatomicæ, 1820, Mediolani, p. 87.
PREVOST. — Thèse 1854.
POUTEAUX. — Œuvres posthumes, liv. II, p. 251.
PARÉ. — 1876, t. II, édition Malgaigne.
PETIT (J.-L.). — Traité des maladies des os, 1723, p. 161.
P. POTT. — 1758, trad. par Lassus, 171, p. 59.
PHILIPPEAUX. — Bulletins de thérapeutique, 1850, Traitement sur les fractures.
ROGNETTA. — Considérations sur quelques points en litige concernant les luxations et les fractures des os de l'avant-bras. Archives de médecine, 1834, p. 524-549.
RAVATON. — Pratique de chirurgie moderne, t. IV, p. 305. Chirurgie d'armée, p. 300.
V.-R. SMITH. — Fractures of the vicinty of joints. Dublin, p. 129-175.
TILLAUX. — Anatomie, 606.
VERNEUIL. — Bulletins de la Société anatomique, 1851, p. 265.
WOILLEMIET. — Mémoire, 1842. Archives de médecine, t. XIII, pages 261-274.

EXPLICATION DES PLANCHES.

PLANCHE I.

2 coupes pour montrer la différence de structure et faire comprendre la solidité différente des deux os. A 35 ans, FIG. 1, et à 78 ans, FIG. 2.

PLANCHE II.

FIG. 3. — Fracture avec pénétration secondaire, pièce donnée par M. le professeur Le Fort.

FIG. 4. — Fracture remontant à 25 ans, trouvée à la Salpêtrière sur une femme morte à 72 ans. Elle était tombée de son grenier, pas de traces de la solution de continuité ancienne, mais déviation en arrière de l'extrémité inférieure.

PLANCHE III.

FIG. 5. — Coupe de la fracture précédente.

FIG. 6. — Fracture obtenue expérimentalement par le procédé de Nélaton. On voit qu'il n'y a pas trace de pénétration ; c'est un beau type de ce que M. Lecomte appelle conchoïde alterne, et de ce que M. Woillemier a pu prendre pour pénétration réciproque de dedans en dehors.

PLANCHE IV.

Lésions obtenues expérimentalement par le mouvement de flexion forcée ; on peut voir la progression de la lésion suivant l'âge.

FIG. 7. — Fractures en plusieurs fragments, femme de 93 ans.

FIG. 8. — Arrachement incomplet, femme de 64 ans. — Nous nous dispensons de reproduire tous les intermédiaires qu'on s'imagine facilement.

Paris, A. PARENT, imprimeur de la Faculté de Médecine, rue M^r-le-Prince, 31

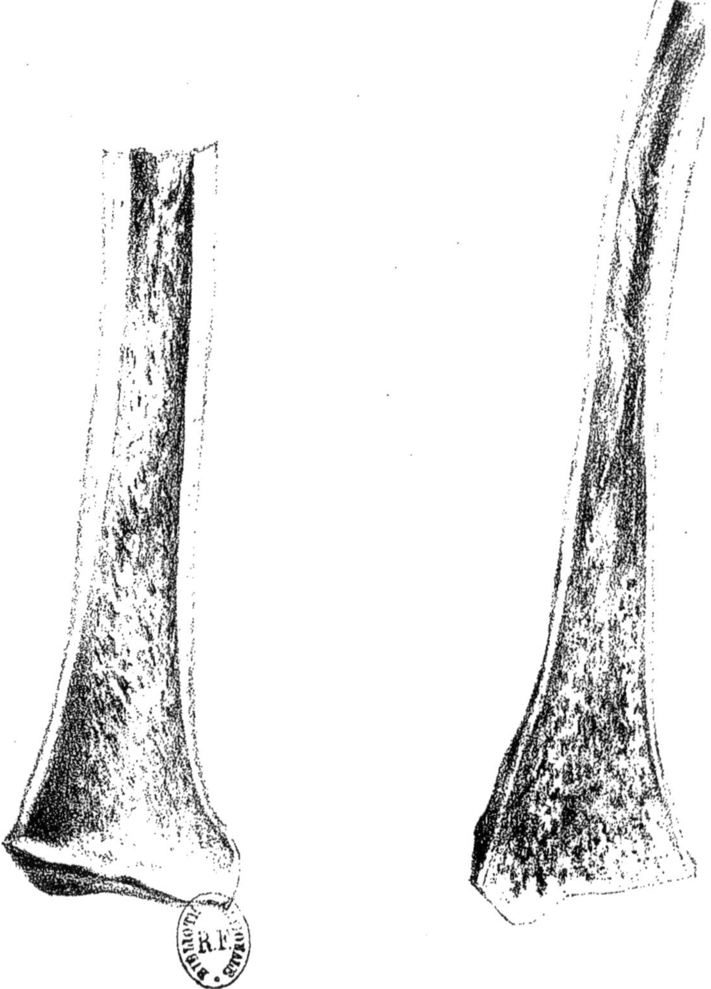

Imp. Lemercier & Cie Paris

Fig. 1. Fig. 2.

Planche I.

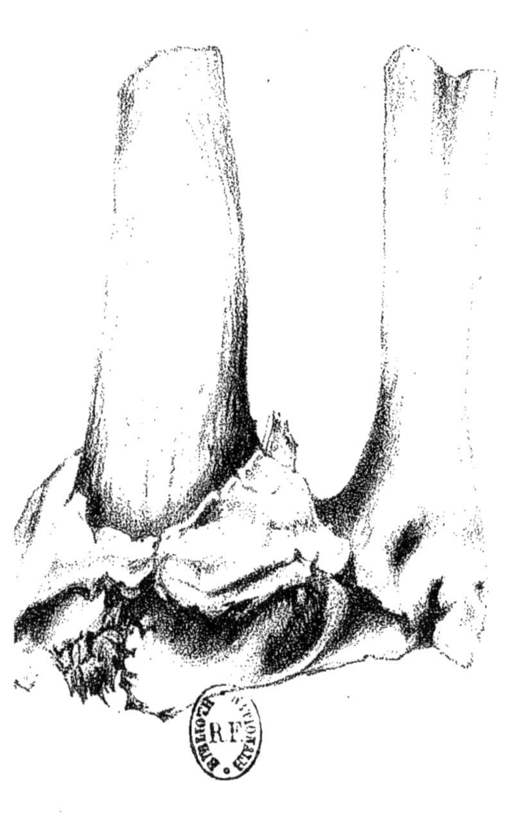

Imp. Lemercier & Cie Paris.

Fig. 3.

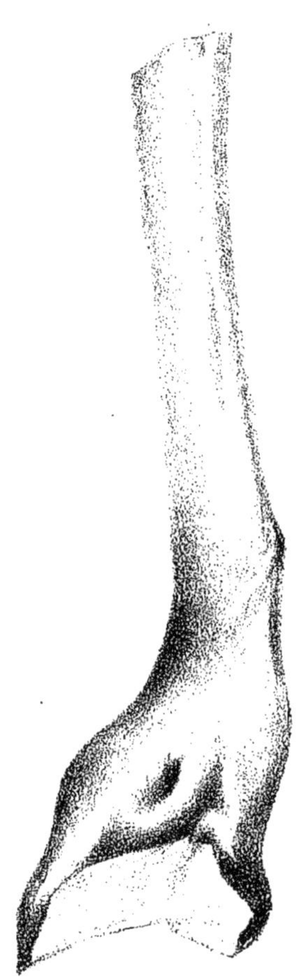

Fig. 4.

Planche II.

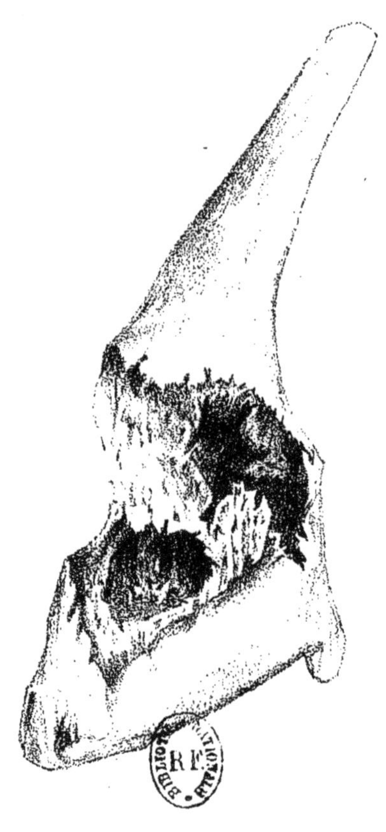

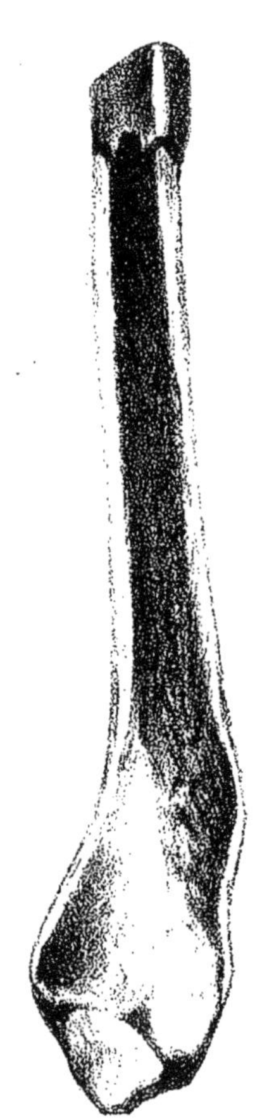

Imp. Lemercier & C[ie] Paris.

Fig. 5.

Fig. 6.

Planche III.

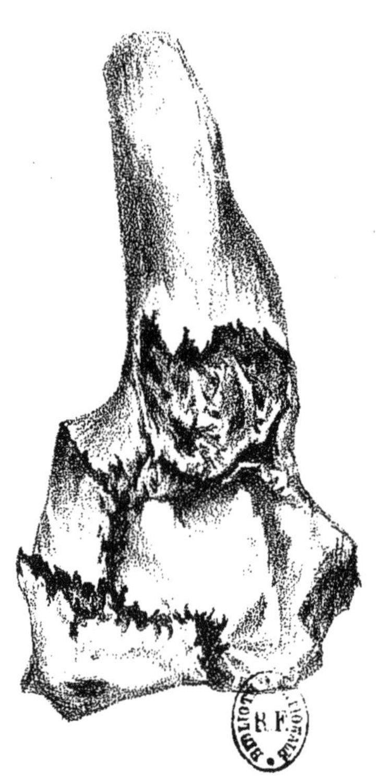

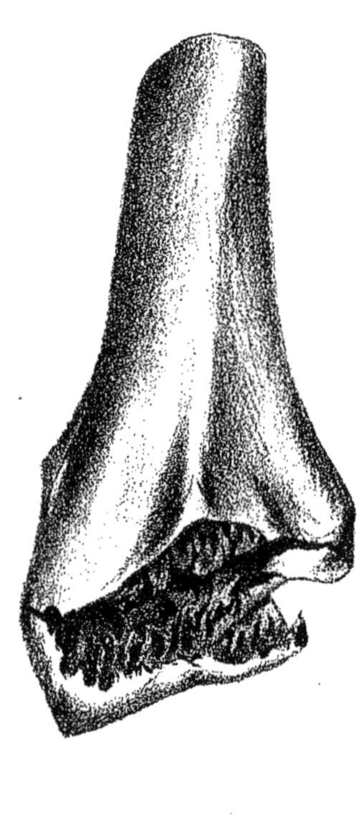

Imp. Lemercier & Cie Paris.

Fig. 7.

Fig. 8.

Planche IV.

www.ingramcontent.com/pod-product-compliance
Ingram Content Group UK Ltd.
Pitfield, Milton Keynes, MK11 3LW, UK
UKHW021007200726
13857UKWH00004B/1327